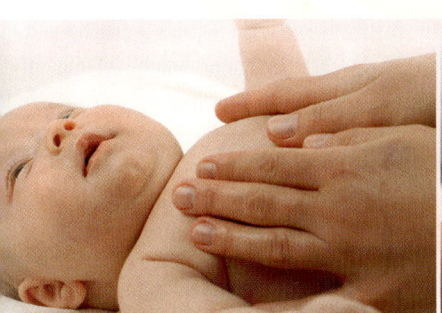 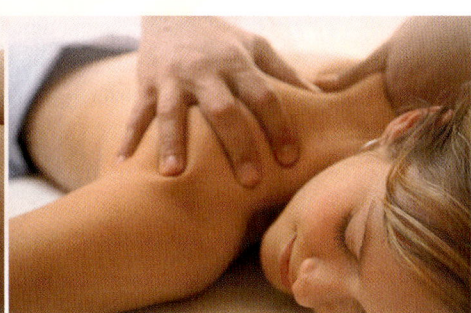 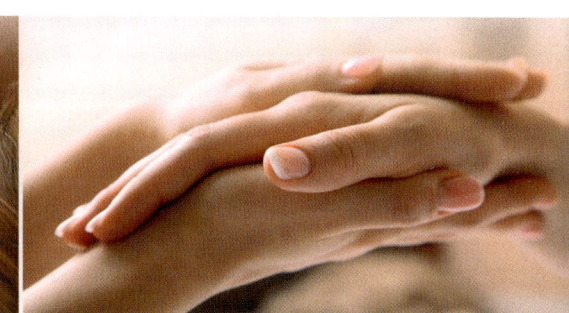

Vicki Engeham

AURA-SOMA MASSAGE

Wohlfühlen und entspannen
mit Farben und Düften

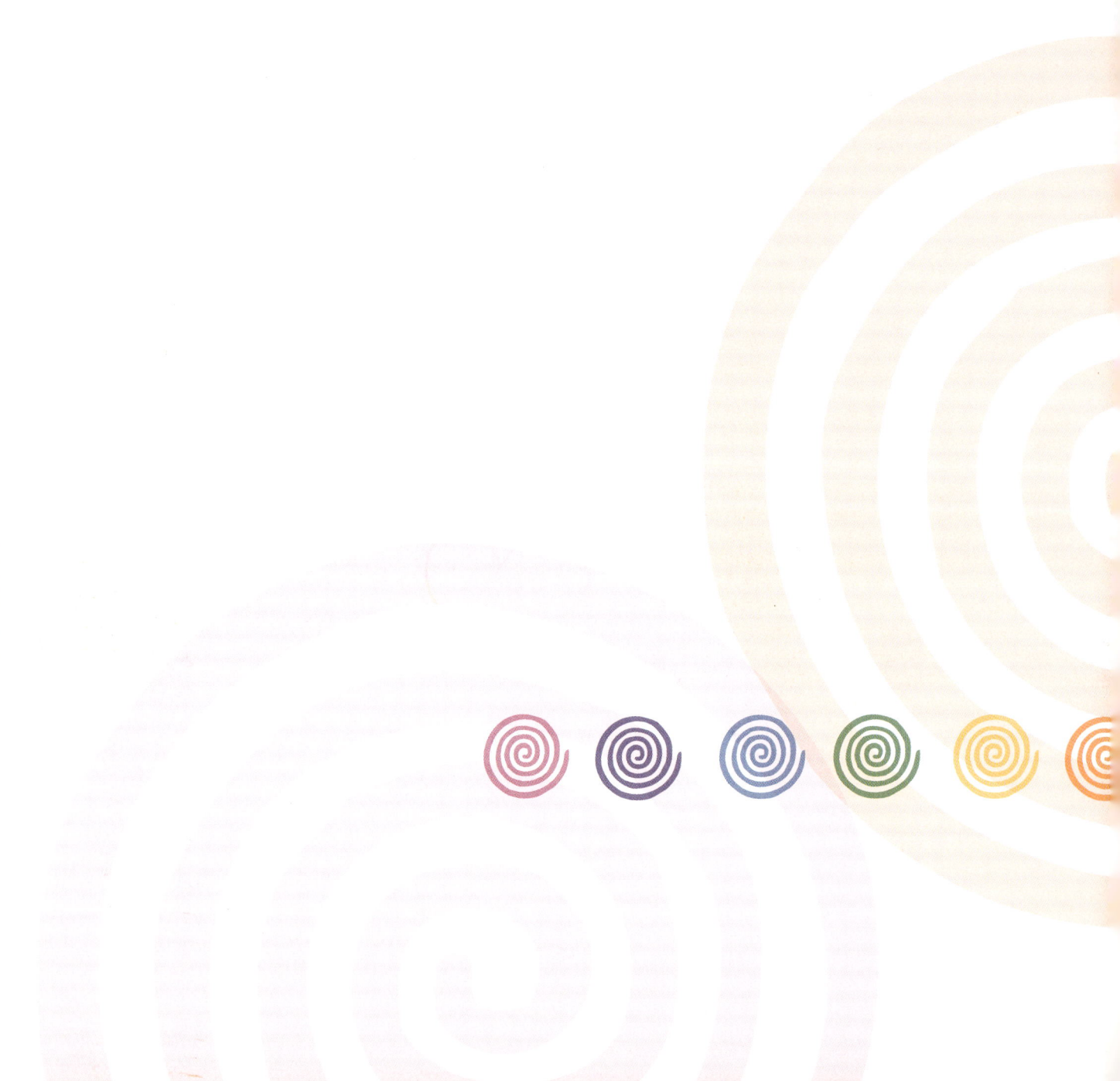

Vicki Engeham

AURA-SOMA MASSAGE

Wohlfühlen und entspannen mit Farben und Düften

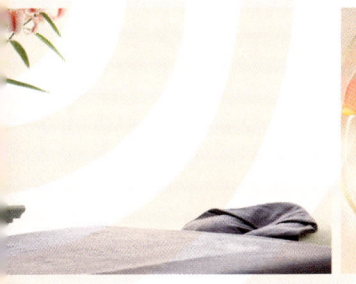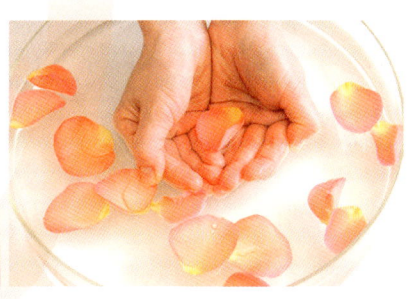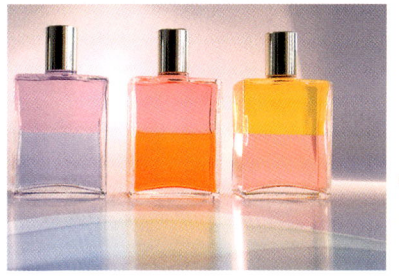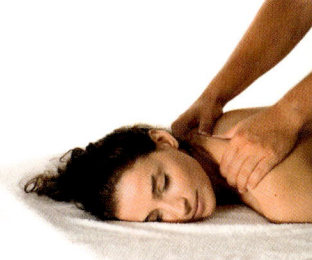

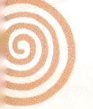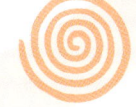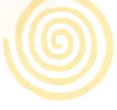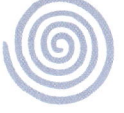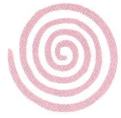

Aus dem Englischen übersetzt von Karl Friedrich Hörner

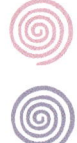

Originaltitel:
Vicki Engeham's Chakra Massage
using the Aura-Soma® colour system
© Aura-Soma, Tetford, England 2007

1. Auflage 2008
© Aquamarin Verlag
Voglherd 1 • D-85567 Grafing
Umschlaggestaltung: Annette Wagner

Aus dem Englischen übersetzt von Karl Friedrich Hörner

ISBN 978-3-89427-394-1

Eine Botschaft von Vicki Engeham

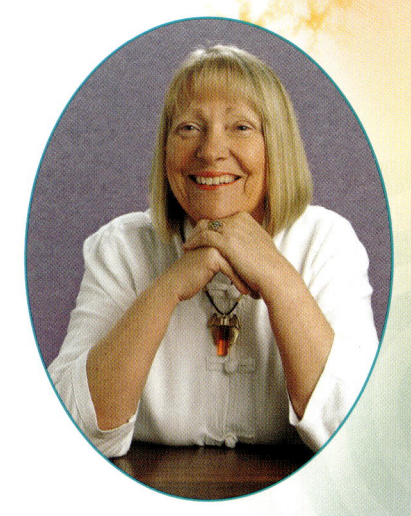

Dieses Buch zu schreiben, war für mich eine sehr persönliche Reise. Es hat mich zum Nachdenken gebracht darüber, wie ich Ihnen die Botschaft der Massagetechnik in einem einfachen Leitfaden vermitteln kann. Seit ich 1986 begann, mich mit Körperarbeit und dem Heilen zu befassen, ist mein Leben zu einer erstaunlichen spirituellen Reise geworden. In diesem Buch möchte ich meine persönlichen Erfahrungen (der Wahrheit, wie ich sie erlebt habe) mit Ihnen teilen.

Ich hoffe aufrichtig, dass diese Massagetechnik ein Teil auch Ihrer Reise zum Heil werden wird, einer Reise des Selbstgewahrseins bis zum Eintritt in den Regenbogen, ins Licht. Die Aura-Soma Farbenlehre ist das wichtigste System, mit dem wir uns bei dieser Massagetechnik verbinden. Sie beruht auf dem Verstehen von Energie und Farbe. In aller Bescheidenheit fühle ich mich privilegiert, dieses Wissen mit Ihnen zu teilen.

INHALT

VORWORT

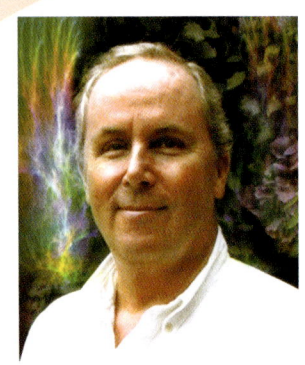

Ich habe schon seit Jahren die größte Hochachtung vor Vicki Engeham als Kollegin, als Freundin und als Studierende im Aura-Soma Farbsystem. In den frühen Jahren der Entwicklung des Aura-Soma Farbsystems ihre Massageschule in Zentral-Australien zu besuchen, war stets eine wichtige Inspiration. Von ihren Schülern wird Vicki geachtet und geliebt, da sie so viel Hingabe in alles einbringt, was sie in die Hand nimmt. Diese Hingabe hat zu einer Intensivierung der Vernetzung in der Welt des Aura-Soma Farbsystems geführt, besonders mit der Entwicklung der Farben-Chakra-Massage.

Ihre Arbeit und ihre Ausbildungskurse, besonders in Japan und im Fernen Osten, haben zum Verständnis des Aura-Soma Farbsystems beigetragen, das auf der Philosophie und der Erkenntnis aufbaut, dass der Körper ein Tempel für das Bewusstsein ist.

Dieses Buch öffnet die Tür zu Vickis Arbeit, und ich hoffe, es wird in dem Geist angenommen, in dem sie es anbietet, um vielen Menschen zum Segen zu werden. Ich bin gewiss, dass es dies tun wird.

Liebe und Licht
Mike Booth
(Februar 2008)

EINFÜHRUNG

AURA-SOMA® CHAKRA-MASSAGE

WIE DIE INSPIRATION FÜR DEN WORKSHOP ENTSTAND

Dieser Workshop kam auf sehr spezielle Weise zustande. Ich hatte versucht, die Aura-Soma Equilibrium-Öle in meiner Massagepraxis anzuwenden, jedoch ohne viel Erfolg. Ein Foto von Vicky Wall stand neben meiner Reihe bunter Fläschchen. An jenem bestimmten Tag schien sie mir zuzulächeln, ihre Augen zogen immer wieder meine Blicke an, und so war sie ganz in meinem Bewusstsein. Als ich am Abend zu Bett ging, bat ich Vicky um ihren Rat, wie ich die Fläschchen verwenden könnte, um Menschen zu helfen, sich von alten, festgefahrenen Angelegenheiten zu trennen – wie ich es im Laufe der Jahre mit Hilfe der Öle praktiziert hatte. In jener Nacht träumte ich von zwei Kreisen, einem blauen, der sich im Uhrzeigersinn, und einem roten, der sich im Gegenuhrzeigersinn spiralig um eine Wirbelsäule von leuchtendem Gelb empor bewegte.

Ich war sehr aufgeregt, als ich erwachte. In meiner Praxis fühlte ich mich an jenem Tag aufgerufen, die Chakra-Fläschchen aus dem Equilibrium-Set vor und hinter den Chakras anzuwenden. Mein(e) Klient(in) stimmte zu und war bereit, diese neue, noch unerprobte Technik auszuprobieren. Es war, wie Vicky oft gesagt hat, „als ob andere Hände mich führten", als ich in eine bewegende Meditation ging. Als ich die Flaschen einsetzte, ging die Atmung wie von selbst, und ich nutzte den Moment, um alle Probleme loszulassen und die geistigen Gaben einzuatmen. Es ging sehr leicht und war für meine Klientin ein bemerkenswertes und tiefgreifendes Erlebnis. Ich blickte zu Vickys Foto, sie schien sehr erfreut und entzückt. Ich bat in der Meditation um einen Namen für diese Massage. „Arbeit mit deinen Engeln", lautete die Antwort, die ich empfing.

Seit jenem Beginn bin ich um die ganze Welt gereist und habe Menschen überall diesen wundervollen Kurs unterrichtet. Ich fühle mich so privilegiert und geehrt, so vielen Menschen zu zeigen, wie das Aura-Soma Farbsystem ein so machtvolles Mittel zur manuellen Hilfe bietet. Die Erlebnisse der Teilnehmer bei den Workshops haben mich so berührt und begeistert, da sie erfuhren, dass ihre innere Reise wirklich begonnen hat. Sowie die Equilibrium-Öle eine lebendige Schwingungsenergie sind, ist es anscheinend auch der Workshop. Die Energie ist im Lauf der Jahre stärker, klarer und machtvoller geworden.

Was unterscheidet die Chakra-Ausgleichsmassage so deutlich von jeder anderen Massagebehandlung?

Es gibt so viele verschiedene Massagetechniken. Seit den achtziger Jahren habe ich viele und unterschiedliche Aspekte der Massage in Colleges, Krankenhäusern und Praxen kennengelernt und auch unterrichtet. Über mehr als zehn Jahre gab ich in meiner Gesundheitsschule in Australien einen einjährigen Diplom-Kurs über alle verschiedenen Aspekte der Massage-Ausbildung.

Der größte Teil einer Massage-Ausbildung wird von einer körperlichen Ebene aus vermittelt; für die verschiedenen Bereiche des Körpers werden unterschiedliche Techniken angewandt. Als Gleitmittel dient gewöhnlich ein Öl, dem ätherische Öle hinzugegeben werden. Durch Reiben, Streichen, Kneten und Lockern der Muskeln werden bestimmte Wirkungen am und im Körper erzielt.

Warum ist die Chakra-Ausgleichsmassage so anders?

Als mir diese Technik in einem Traum eingegeben wurde, wusste ich im Inneren, dass sie sehr wirksam und inspirierend sein und mich auf einer emotionalen und psychischen Ebene mit jedem verbinden würde, der eine Behandlung erhielt, und ihm ein Gefühl von Wohlbefinden und persönlichem Wachstum brächte.

Diese Massage verändert das Leben der Menschen auf eine sehr sanfte und tiefe Weise. Das macht die Kombination der wunderschönen Aura-Soma Equilibrium-Flaschen mit Kristallen, Klängen, dem Atem, Pomandern, Quintessenzen und ArchAngeloi-Sprays. Anders ist sie auch aufgrund der Liebe und Motivation, die in diese Massage einfließt. Diese Liebe, Fürsorge und Sensitivität in Verbindung mit der Vorbereitung und der richtigen Atmosphäre ergibt eine Behandlung, die einzigartig und besonders ist.

Lassen Sie uns nun genauer betrachten, auf welche Weise jeder dieser Aspekte dazu beiträgt. Das Wort „speziell" bekomme ich immer wieder zu hören, wenn Menschen diese Massage erlebt haben und darüber sprechen. Speziell bedeutet laut Wörterbuch: „Außerordentlich, besonders, nicht durchschnittlich, für eine besondere Gelegenheit oder einen höheren Zweck."

Diese Massage ist „außerordentlich" und sie ist gewiss nicht durchschnittlich! Jeder, der diese Technik praktiziert, fühlt, dass sie für den ganz bestimmten Klienten, der sie gerade erhält, einen ganz bestimmten Sinn hat – sie ist für jeden Menschen speziell. Ich vergleiche sie mit einer Seelen-Massage, da sie durch Farben, Öle, Klang, Atmung und Kristalle eine Rückverbindung zur Seele erlaubt, eine Verbindung zum Göttlichen. Das hat auch mit der Qualität zu tun, die wir in die Massage einbringen.

Zuerst werden die Chakras mit einer Spiraltechnik am Rücken massiert. Dann dreht sich der Patient um, und wir arbeiten an den Chakras auf der Vorderseite des Körpers von unten nach oben. Jedes Chakra wird dabei mit Equilibrium-Öl, Kristall und Pomander oder Visualisierung speziell bedacht.

Was verwenden wir bei der Massage, das so speziell ist, so anders als andere Massagen? Lassen Sie uns zuerst einen Blick auf die Aura-Soma Equilibrium-Flaschen werfen.

Equilibrium

Beim Chakra-Ausgleich verwenden wir die sieben Flaschen der Aura-Soma Chakra-Reihe. Jede Flasche enthält die lebendigen Qualitäten von

- Pflanzen-Energien
- Edelstein-Energien
- Kristall-Energien
- Pflanzen und Kräutern

Jede Equilibrium-Flasche hat zwei Abschnitte, einen oberen und einen unteren. Der obere Abschnitt enthält die öligen Auszüge in einem hoch gereinigten, pflanzlichen Trägeröl, der untere Abschnitt enthält die wässrigen Auszüge, die in hoch gereinigtem Wasser schweben. Pflanzen enthalten sowohl die Öle, die wir als ätherische oder Aromatherapie-Öle kennen (z.B. Lavendel oder Geranie), als auch wässrige Auszüge. Werden sie innerhalb einer Aura-Soma Equilibrium-Flasche verschüttelt, kommen die beiden Anteile zusammen und bilden vorübergehend eine Emulsion, die dann, als Massageöl gebraucht, vom menschlichen Körper durch die Haut absorbiert werden kann.

Edelsteine

Jede Flasche enthält je nach ihrer Farbe bestimmte Edelsteine und Kristalle. Kristalle und Edelsteine sind Empfänger und Sender. Sie sind die Lichtarbeiter von Mutter Erde.

Farbe

Die Farben der beiden Abschnitte einer Flasche werden durch die Kombination von pflanzlichen Ingredienzen, Edelsteinen, Mineralenergien und natürlichen Farbstoffen bestimmt. Die feinsten Pflanzen und Kräuter werden hierzu sorgfältig ausgewählt. Wo immer es möglich ist, werden diese Pflanzen biologisch und mit Fürsorge und Liebe angebaut. Dies gilt auch für ihre Ernte und Verarbeitung.

Vicky Wall bezeichnete die Aura-Soma Equilibrium-Flaschen als ihre „bunten Juwelen, die die Resonanzen der drei Naturreiche enthalten".

Dies macht sie als Massageöl in der Tat einzigartig.

Die Pomander

Die Pomander enthalten Kräuter, Farbe und Kristalle. Sie wirken auf das elektromagnetische Feld, das den physischen Körper umgibt; sie klären, reinigen, energetisieren, schützen und stärken das Aura-Feld. Auch die Verwendung der Pomander darf als „speziell" gelten in dem Sinne, dass die meisten Massage-Behandlungen durchgeführt werden, ohne Pomander einzubeziehen. Jeder der sieben Pomander, die wir bei der Chakra-Behandlung einsetzen, wirkt bei dem Chakra der entsprechenden Farbe an der Vorderseite des Körpers. Ein Pomander wird verwendet, indem man ihn mit den Händen durch das elektromagnetische Feld um den Körper führt. Dies fördert die Klärung des elektromagnetischen Feldes von jeglichen negativen Energien in den feinstofflichen Körpern um den physischen Körper, und bedeutet einen Schutz für das jeweilige Chakra.

Die Quintessenzen

Die Quintessenzen enthalten – wie die Pomander – Kräuter, Farben und Kristalle. Sie wirken, indem sie die positivsten Energien des jeweiligen Meisters des Farbstrahls, mit dem sie verbunden sind, in unsere astralen Felder rufen. Wir gebrauchen sie am Ende einer Sitzung und bringen damit eine sehr „spezielle" Energie in die Aura-Felder. Ich vergleiche die Quintessenzen mit den höheren Schwingungen von Liebe und Licht, die Intuition fördern und den Klienten aufbauen. Die Quintessenzen bringen eine weichere, subtilere Energie in die astralen und ätherischen Felder, die den physischen Körper umgeben. Die Aromen der Quintessenzen sind leichter und süßer als diejenigen der Pomander.

Kristalle

Bei der Chakra-Ausgleichsmassage verwenden wir einen Kristall für jedes Chakra, das wir gerade behandelt und ausgeglichen haben. Der Kristall stellt über seine Farbe und Schwingung die Verbindung zu dem Chakra und seiner Farbe her, an dem wir gearbeitet haben. Eine stille Farben-Visualisierung von wenigen Augenblicken mit dem Kristall vervollständigt die Arbeit an jedem Chakra, wenn wir die Massage des Rückens vornehmen. Dann wird der Kristall auf das Chakra gelegt, während wir langsam den Körper hinauf arbeiten. Wenn die Rückseite des Körpers fertig behandelt ist, bitten wir den Klienten, sich umzudrehen. Dann beginnen wir erneut mit einer Spiraltechnik am Basis-Chakra, nehmen einen Kristall, legen die Hände über das Chakra und rufen die Engel des jeweiligen Strahles an. Dann kommt der passende Pomander ins Spiel, der sich über seine Farbe mit dem Chakra verbindet, und wir klären intuitiv die subtilen Energiefelder um das Chakra. Langsam gehen wir auf diese Weise von einem Chakra zum nächsten weiter, bis wir zum Stirn-Chakra und zur Gesichtsmassage kommen.

Nachdem wir intuitiv eine Quintessenz gewählt haben, von der wir uns angezogen fühlen, wenden wir diese über dem Klienten in einer Engelsflügel-Bewegung an. Dann gehen wir weiter und verwenden eine ArchAngeloi-Essenz im Bereich um den höchsten Punkt des Kopfes und die Ohren.

Der Atem

Der Atem spielt bei einer Chakra-Ausgleichsmassage eine wichtige Rolle.

Um zu einer sanften Lösung aller Themen beizutragen, die mit dem Chakra, an dem Sie gerade arbeiten, möglicherweise verbunden sind, ermutigen Sie den Klienten, die Angelegenheit mit jedem Ausatmen „loszulassen", während Sie diesen Prozess mit Fürsorge und Liebe unterstützen.

Der Atem eröffnet Wege, Dinge mit Mitgefühl und Unterstützung freizugeben, indem er die Gelegenheit schenkt, von negativen Gedanken der Vergangenheit loszulassen, die sich mit dem Ausatmen auflösen.

Beim Einatmen bitten wir den Klienten, die Gaben des jeweiligen Chakras und seiner Farbe einzuatmen, um die Balance wiederherzustellen, sich selbst anzunehmen und die Schönheit im Inneren zu sehen.

Klang

Klang ist das Nächste, wie im Massagekurs gezeigt wird. Bestimmte Klänge erzeugen bestimmte Schwingungen. Arbeiten Sie mit dem Instrument oder Klang, der sich geeignet anfühlt, und lassen Sie diesen Klang langsam den Körper hinauf arbeiten, drei Mal die Reihe der Chakras entlang, von der Basis bis zum Scheitel. Der Klang kann ein Gefühl der Ausgeglichenheit herbeiführen und die innere Sammlung unterstützen.

Mit Hilfe eines zum Pendeln geeigneten Kristalls können Sie behutsam den Zustand der Chakras abfragen, um festzustellen, ob alle in Balance sind. Falls nötig, können Sie mit einer kleinen Kristallbehandlung über einem Chakra oder mit Hilfe eines Pomanders, den Sie über das Chakra streichen, dazu beitragen, zur Mitte zurückzufinden.

ArchAngeloi-Essenzen

Um die Massage abzuschließen, verwenden wir eine ArchAngeloi-Essenz, die sanft um den Bereich des Gesichts versprüht wird. Sprühen Sie neben beiden Ohren und über dem Scheitel. Dann bewegen Sie Ihre Hände drei Mal sanft wie Flügel über den Gesichtsbereich und verweilen über der Herz-Gegend. Dabei wird die Farbe in das Aura-Feld gestrahlt.

Wählen Sie eine ArchAngeloi-Essenz intuitiv aus. Es kann geschehen, dass Sie während des Chakra-Ausgleichs das Bedürfnis empfanden, an einem bestimmten Chakra ein wenig länger zu arbeiten; die Wahl und Hinzunahme einer ArchAngeloi-Essenz kann dazu beitragen, in dem jeweiligen Chakra wieder Klarheit herzustellen.

Die ArchAngeloi werden mit den Equilibrium-Flaschen folgendermaßen assoziiert:

B 94	Erzengel Michael
B 95	Erzengel Gabriel
B 96	Erzengel Raphael
B 97	Erzengel Uriel
B 98	Erzengel Sandalphon
B 99	Erzengel Zadkiel
B 100	Erzengel Metatron
B 101	Erzengel Jophiel

Es ist eine sehr spezielle Art, um eine liebvolle Chakra-Ausgleichssitzung zu beenden.

MASSAGE-EINFÜHRUNG

Berührung

Berührung ist die Basis unserer Sinne und vielleicht das, was für unser Wohlbefinden, ja sogar für unsere Existenz am wichtigsten ist. Es ist eine Form von Kommunikation, die weitaus effektiver sein kann als alle Worte.

Viele betrachten Massage als eine aufbauende, ja nährende Kunst, die seit Tausenden von Jahren auch in Verbindung mit Kräutern und ätherischen Ölen praktiziert wird. Jeder Mensch braucht Berührung; von Geburt an erkunden und erleben wir unsere Welt aktiv und passiv über den Tastsinn. Die frühen Umarmungen und Berührungen waren sehr wichtig für uns, sie vermittelten uns das Gefühl, geliebt und akzeptiert zu werden, das so entscheidend ist für unser Selbstvertrauen im späteren Leben.

Massage

Massage hilft uns zu entspannen und wirkt als ein natürliches Beruhigungsmittel. Eine Massage senkt den Blutdruck und beruhigt den Puls. Eine Massage setzt Endorphine frei, also Hormone, die ein Gefühl höchsten Wohlbefindens und Ausgeglichenheit im Körper herbeiführen. In jedem Muskel sind Erinnerungen gespeichert, gute und nicht so gute. Im Laufe einer Massage können solche Erinnerungen an die Oberfläche des Bewusstseins kommen, was zu einer tiefgreifenden Lösung auf vielen Ebenen führt.

Das Aura-Soma Farbsystem – Chakras und die Equilibrium-Flaschen

Jedes Chakra ist ein primäres Energiezentrum, das körperliches, spirituelles, mentales und emotionales Wohlbefinden miteinander verbindet. Um maximale Vitalität und Gesundheit zu gewährleisten, gilt es, die Balance zwischen allen Chakras aufrechtzuerhalten.

Wenn wir ein emotionales oder physisches Trauma erleben, führt dies häufig dazu, dass die Chakras aus dem Gleichgewicht geraten. Innerhalb der Equilibrium-Flaschen gibt es eine perfekte Balance, um die Energie des Körpers wiederherzustellen. Durch diese Massagetechnik können Sie viel Einsicht, ein neues Bewusstsein und Ausgeglichenheit finden. Jede Person ist ein Individuum, jede hat ihr eigenes Erleben, das für sie richtig ist.

Vorbereitung für die Chakra-Massage

1. Die sieben Chakra-Equilibrium-Flaschen – B5, B26, B4, B3, B2, B20, B1
2. Pomander – rot / orange / gelb / smaragdgrün / königsblau / violett / tiefmagenta
3. Quintessenz Ihrer Wahl
4. ArchAngeloi-Essenz Ihrer Wahl
5. Kristalle und Edelsteine – roter Stein / oranger Stein / gelber Stein / grüner Stein / blauer Stein / klarer Stein oder Amethyst
6. Klangquelle / Instrument (Handzimbeln/Schale)
7. Farbessenzen – Vickis Vorschlag: Regenbogen-Essenz oder eine Essenz Ihrer intuitiven Wahl
8. Massagetisch, zwei Kissen, Spannbettuch, Entspannungsmusik

Der Raum sollte warm und behaglich sein, sanfte Musik erklingen, abends ist Kerzenlicht besser als künstliches Licht. Stellen Sie die Equilibrium-Flaschen mit geöffneten Verschlüssen auf einen Tisch in der Nähe des Klienten bereit, dazu Pomander, Quintessenzen, Kristalle, ArchAngeloi-Essenzen und Instrumente sowie ein fertig vorbereitetes Spray mit einer Farbessenz zur Abrundung um den Klienten. Wasser oder Kräutertee für den Klienten und Behandler kann hilfreich sein.

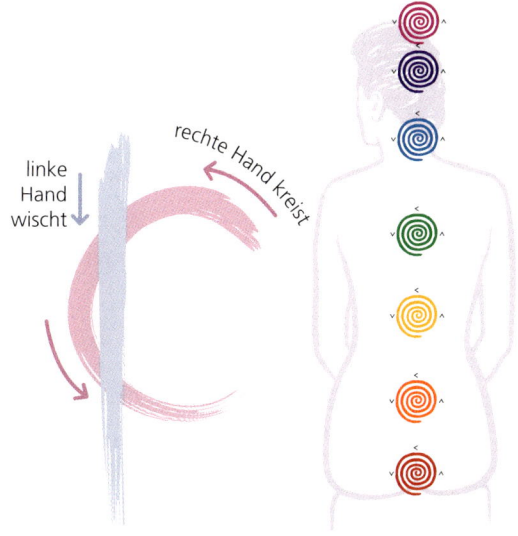

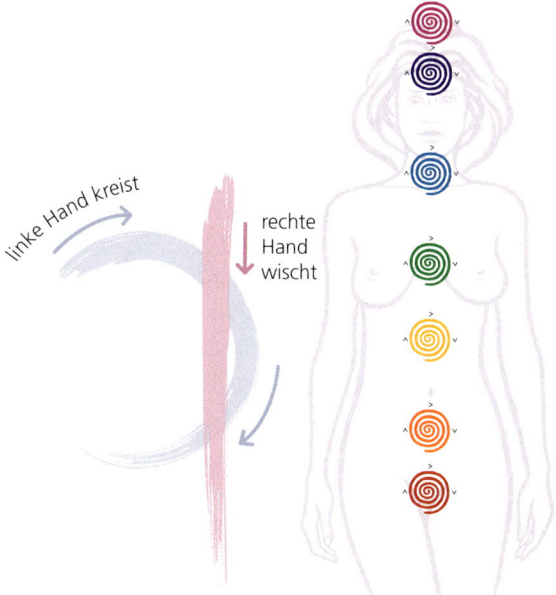

RÜCKEN

Basis-Chakra – rot – Equilibrium-Flasche B5

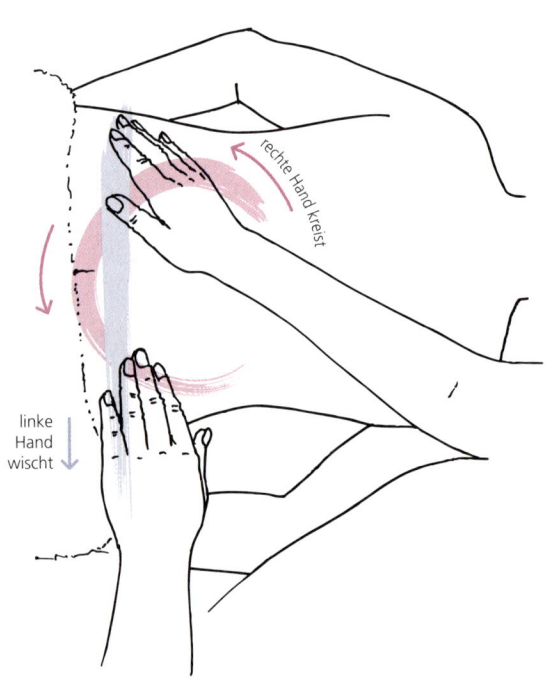

rechte Hand kreist

linke Hand wischt

Lassen Sie den Patienten auf den Bauch liegen mit einem kleinen Kissen unter den Knöcheln. Stopfen Sie das erste Handtuch in den Hosenbund, bedecken Sie den übrigen Rücken mit dem Handtuch. Achten Sie darauf, dass die Beine bedeckt bleiben, und halten Sie den Klienten immer warm.

Beginnen Sie mit dem roten Pomander, geben Sie drei Tropfen davon in die linke Hand. Verteilen Sie den Pomander in kreisenden Bewegungen über dem Klienten von Kopf bis Fuß, dann über sich selbst zum Schutz.

Während Sie die linke Hand leicht auf dem Klienten lassen, nehmen Sie die Equilibrium-Flasche B5, schütteln sie mit der Rechten und geben Sie in beide Hände etwas davon. Verteilen Sie ein wenig von der Emulsion aus der verschütteten Equilibrium-Flasche B5 mit einer wischenden, spiraligen Bewegung – rechte Hand kreist im Gegenuhrzeigersinn, linke Hand wischt quer über das Basis-Chakra – auf die Basis der Wirbelsäule.

Bitten Sie den Klienten: „Atmen Sie aus und lassen Sie dabei alle Wut, Frustration oder Groll aus der Vergangenheit sanft los." Setzen Sie die langsamen, kreisenden Bewegungen etwa 2-3 Minuten fort. Dann bitten Sie Ihren Klienten: „Atmen Sie ein und nehmen Sie dabei die Gaben Leidenschaft, Stärke und Mut in sich auf." Für jedes Chakra mit seinen Herausforderungen und den Gaben sollten Sie etwa 5-8 Minuten aufwenden. Legen Sie vielleicht einen roten oder braunen Kristall auf das Basis-Chakra, wenn Sie dies wünschen.

Legen Sie nun zum Schluss Ihre Hände sanft über das Basis-Chakras und den Kristall. Stellen Sie sich eine Röhre aus roter Farbe vor, die durch Ihren Scheitel hereinkommt und durch Ihr Gesicht, Schultern, Arme, Hände und in Ihre Fingerspitzen fließt. (Halten Sie etwa eine Minute inne). Bedecken Sie das Basis-Chakra nun mit dem Handtuch.

Berühren Sie den Klienten leicht mit der linken Hand, nehmen Sie die Equilibrium-Flasche B26 und schütteln Sie sie mit der Rechten und geben Sie etwas von der so entstandenen Emulsion auf das Kreuzbein-Chakra (in der Höhe der Gürtellinie/ Taille). Mit spiraligen Bewegungen im Gegenuhrzeigersinn verteilen Sie das Öl. Bitten Sie den Klienten: „Atmen Sie aus und lassen Sie dabei alle Schocks und Traumata der Vergangenheit ganz sanft los."

Häufig wird im Bereich der ersten drei Chakras sehr viel freigesetzt. Wenn Ihr Klient zu weinen beginnt, legen Sie sanft Ihre Hände über das Chakra. Versuchen Sie, nicht zu sprechen, denn Schweigen ist jetzt am besten. Fahren Sie mit den Kreisbewegungen für 2-3 Minuten fort. Dann bitten Sie ihren Klienten: „Atmen Sie ein und nehmen Sie dabei die Gaben des Orange – Seligkeit, Einsicht und Wissen – in sich auf."

Legen Sie einen orange/rötlichen Kristall auf die Taille, halten Sie Ihre Hände darüber und visualisieren Sie eine Röhre von Orange, das durch Ihren Scheitel hereinkommt und durch Ihr Gesicht, durch Schultern, Arme und Hände in die Fingerspitzen fließt. Die Equilibrium-Flasche B26 kann auch von Kopf bis Fuß an der linken Körperseite entlang geführt werden. Die Zeitlinie geht vom Anfang bis zum Ende des Bewusstseins. Jeder Schock und jedes Trauma erzeugt eine Welle auf der Linie, und es kommt zu einer Verzerrung oder Deformierung auf vielen Ebenen. Regelmäßige Anwendung des orangen Öls (B26) kann zur Integration auf physischer, mentaler und emotionaler Ebene beitragen. Ziehen Sie das Handtuch weiter nach oben, um den Kreuzbein-Bereich zu bedecken.

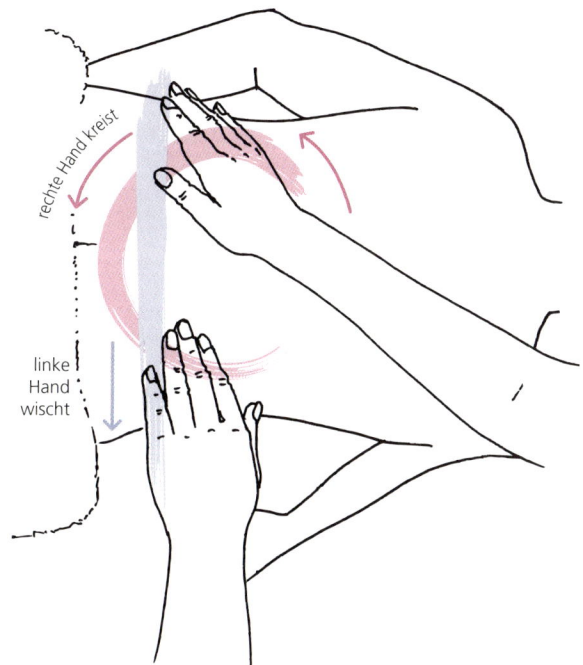

rechte Hand kreist

linke Hand wischt

Solarplexus-Chakra – gelb – Equilibrium-Flasche B4

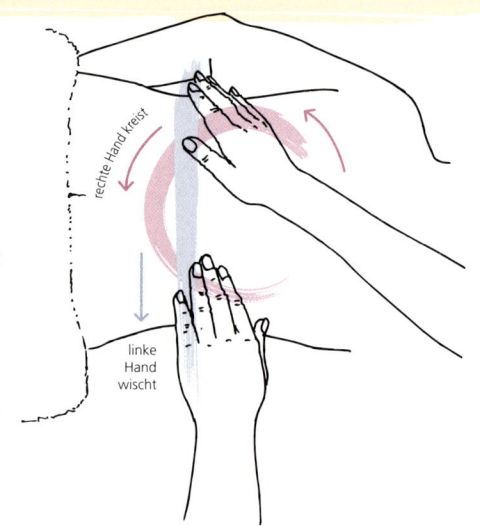

Lassen Sie Ihre Linke leicht auf dem Klienten liegen, schütteln Sie die Equilibrium-Flasche B4 mit der Rechten, und verteilen Sie einige Tropfen der Emulsion in spiraligen Bewegungen im Gegenuhrzeigersinn im Solarplexus-Bereich.

Bitten Sie Ihren Klienten: „Atmen Sie aus und lassen Sie dabei alle Angst und Furchtsamkeit sanft los." (2-3 Minuten)

Legen Sie einen gelben Stein auf das Chakra, bedecken Sie es mit den Händen und stellen Sie sich eine Röhre von Gelb vor, das durch Ihr Gesicht, durch Schultern, Arme, Hände und Fingerspitzen fließt. Bedecken Sie das Solarplexus-Chakra anschließend mit dem Handtuch.

Herz-Chakra – grün – Equilibrium-Flasche B3

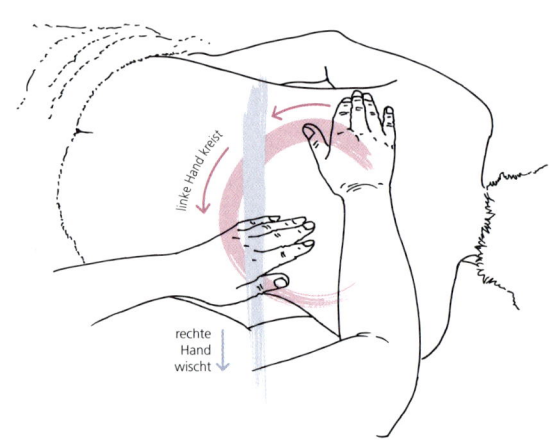

Während Sie mit der linken Hand den physischen Kontakt mit dem Klienten halten, schütteln Sie die Equilibrium-Flasche B3 mit der rechten. Verteilen Sie einige Tropfen in spiraligen Bewegungen im Gegenuhrzeigersinn auf dem Rücken des Patienten in Höhe des Herz-Chakras.

Bitten Sie Ihren Klienten: „Atmen Sie aus und lassen Sie dabei alles Schwere, Belastende los, das Ihnen auf dem Herzen liegt." (2-3 Minuten) „Atmen Sie mit dem Grün ein Gefühl von Ausgeglichenheit und Ruhe ein." (2-3 Minuten).

Legen Sie einen grünen oder rosa Kristall auf das Herz-Chakra, bedecken Sie ihn mit den Händen und visualisieren Sie Grün, das durch Ihren Scheitel hereinkommt und durch Schultern, Arme, Hände und Fingerspitzen strömt. Bedecken Sie das Chakra mit dem Handtuch.

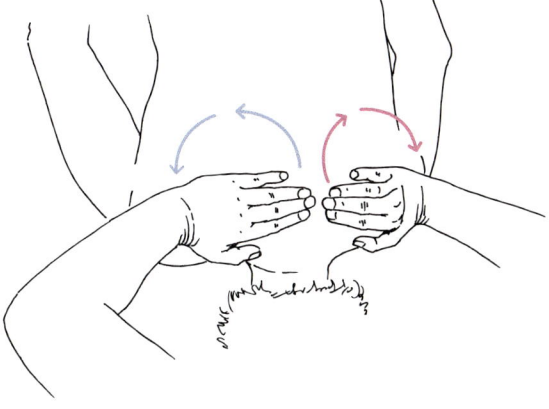

Während Sie mit der linken Hand den Klienten berühren, schütteln Sie die Equilibrium-Flasche B2 mit der Rechten. Sie stehen nun am Kopfende des Tisches und verteilen das Öl im Bereich von Schultern und Nacken, Hals und Hinterkopf bis zum Haaransatz in einem langen Strich mit beiden Händen.

Bitten Sie Ihren Klienten: „Atmen Sie aus und lassen Sie dabei alle Gefühle von Verantwortung und Belastung, die Sie auf Ihren Schultern liegen, sanft los und hinaus." (2-3 Minuten) „Atmen Sie ein und nehmen Sie dabei Frieden, Stärkung und Ruhe in sich auf." (2-3 Minuten)

Legen Sie einen blauen Stein in den Nacken, bedecken Sie ihn mit den Händen und visualisieren Sie, wie ein wunderschönes Blau durch Ihren Scheitel herabkommt und durch Schultern, Arme, Hände und Fingerspitzen fließt. Bedecken Sie das Chakra mit dem Handtuch.

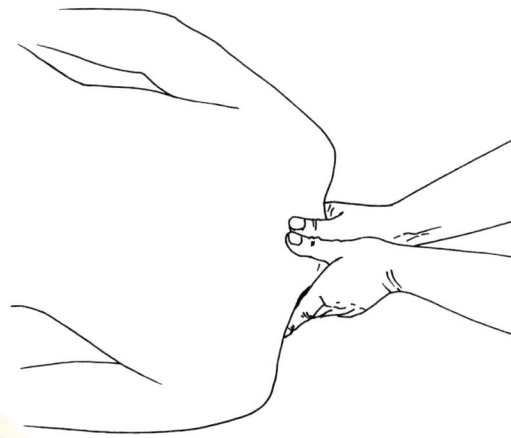

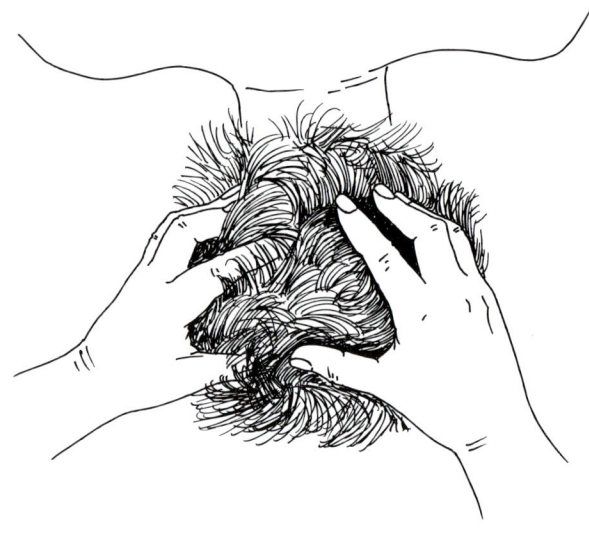

Während Sie mit der linken Hand den physischen Kontakt mit dem Klienten halten, schütteln Sie die Equilibrium-Flasche B1 mit der Rechten. Verteilen Sie einige Tropfen von der Emulsion, ausgehend von der Schädelbasis, in weiten kreisenden Bewegungen mit den Fingerspitzen über den Hinterkopf. Bewegen Sie die Finger wie beim behutsamen, aber festen Einschamponieren; bewegen Sie die Kopfhaut dabei langsam.

Bitten Sie Ihren Klienten: „Atmen Sie aus und lassen Sie dabei alles, was Sie in Körper oder Seele anspannt oder belastet, sanft los und hinaus." (2-3 Minuten) „Atmen Sie ein und nehmen Sie dabei Intuition, Wissen und göttliche Liebe in sich auf." (2-3 Minuten)

Legen Sie Ihre Hände behutsam über die Ohren des Klienten und visualisieren Sie, wie ein wunderschönes Tiefmagenta aus Ihren Fingern fließt. Sie können die Hände auch leicht auf den Hinterkopf legen.

Damit haben wir die Massage der Rückseite der Chakras nun beendet. Entfernen Sie behutsam die Kristalle – beginnen Sie dabei am Basis-Chakra – und legen Sie sie in Reichweite, um sie auf der Vorderseite der Chakras erneut verwenden zu können. Jetzt ist eine Gelegenheit, mit einem dafür geeigneten Kristallpendel den Zustand der Chakras festzustellen (optional).

Damit Ihr Klient sich umdrehen kann, nehmen Sie das Handtuch am oberen und unteren Ende, heben Sie es an und bitten Sie Ihren Patienten, auf den Rücken zu rollen. Legen Sie ihm/ihr ein Kissen unter den Kopf und ein kleines Kissen unter die Knie. Bedecken Sie ihn mit dem Handtuch, legen Sie ein weiteres Handtuch über den Schulter- und Brustbereich und ziehen Sie das untere Handtuch Richtung Füße, bis es Ihren Klienten von der Gürtellinie an abwärts bedeckt. Stecken Sie das Handtuch in den Hosenbund, und lassen Sie dabei das Basis-Chakra (den Bereich unterhalb der Taille) frei. Vielleicht möchten Sie auch dem Klienten ein weiches Tuch über die Augen legen.

Geben Sie einen Tropfen der Regenbogen-Essenz auf jeden Kristall, bevor Sie ihn auf ein Chakra legen (optional).

Basis-Chakra – rot – Equilibrium-Flasche B5

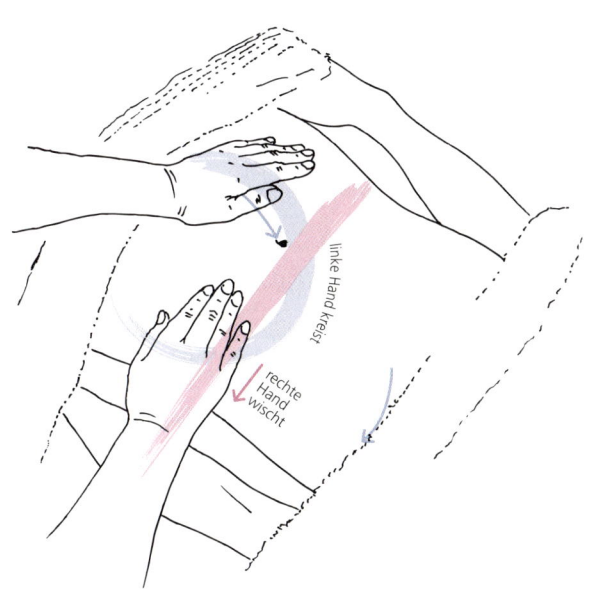

linke Hand kreist

rechte Hand wischt

Während Sie den Patienten sanft mit der linken Hand halten, schütteln Sie die Equilibrium-Flasche B5 mit der Rechten. Verteilen Sie das Öl im Basis-Chakra-Bereich – mit der linken Hand in spiraligen Bewegungen im Uhrzeigersinn und mit der rechten Hand in queren Strichen.

Bitten Sie Ihren Klienten: „Atmen Sie aus und lassen Sie dabei alle Wut, Frustration oder Groll mit der Farbe Rot sanft los." (2-3 Minuten). Dann bitten Sie Ihren Klienten: „Atmen Sie ein und nehmen Sie dabei ganz viel Stärke, Mut und Gewahrsein in sich auf." (2-3 Minuten). Legen Sie einen roten Kristall auf das Basis-Chakra und bedecken Sie es mit den Händen.

An der Körpervorderseite laden wir nun Engel ein. Rufen Sie alle Engel vom roten Strahl der Stärke und des Mutes an, herbeizukommen und ihre Energien zum höchsten Wohle des Klienten einfließen zu lassen.

Räumen Sie ein wenig Zeit ein, um diese wundervollen Energien zu spüren. Verwenden Sie den roten Pomander in den feinstofflichen Körpern über dem Basis-Chakra, er wirkt reinigend und klärend. Lassen Sie sich bei Ihren Bewegungen von Ihrer Intuition leiten. Wenn Sie fertig sind, führen Sie die Hände sanft über Gesicht und Kopf. Bedecken Sie das Basis-Chakra mit dem ersten Handtuch und gehen Sie hinauf zum Kreuzbein-Chakra, wo Sie das zweite Handtuch zurückfalten.

Lassen Sie die linke Hand leicht auf dem Klienten liegen, schütteln Sie die Equilibrium-Flasche B26 mit der Rechten, und verteilen Sie etwas daraus im Taillenbereich mit Kreisbewegungen im Uhrzeigersinn und queren Strichen.

Bitten Sie den Klienten: „Atmen Sie aus und lassen Sie dabei alle Schocks und Traumata aus der Vergangenheit mit der Farbe Orange sanft los." (2-3 Minuten). „Atmen Sie ein und nehmen Sie dabei Seligkeit, Einsicht und Wissen in sich auf." (2-3 Minuten). Lassen Sie es geradewegs durch das Kreuzbeingebiet gehen.

Legen Sie einen orangen oder roten Stein auf die Gürtellinie, bedecken Sie das Chakra mit den Händen und rufen Sie die Engel des orangen Strahls der Seligkeit und der Einsicht an, herbeizukommen und ihre Energien zum höchsten Wohle des Klienten einfließen zu lassen. Lassen Sie dazu ein wenig Zeit.

Verwenden Sie den orangen Pomander in den feinstofflichen Körpern über dem Kreuzbein-Chakra, er wirkt reinigend und klärend. Wenn Sie fertig sind, führen Sie die Hände sanft über Gesicht und Kopf. Bedecken Sie das Kreuzbein-Chakra mit dem Handtuch.

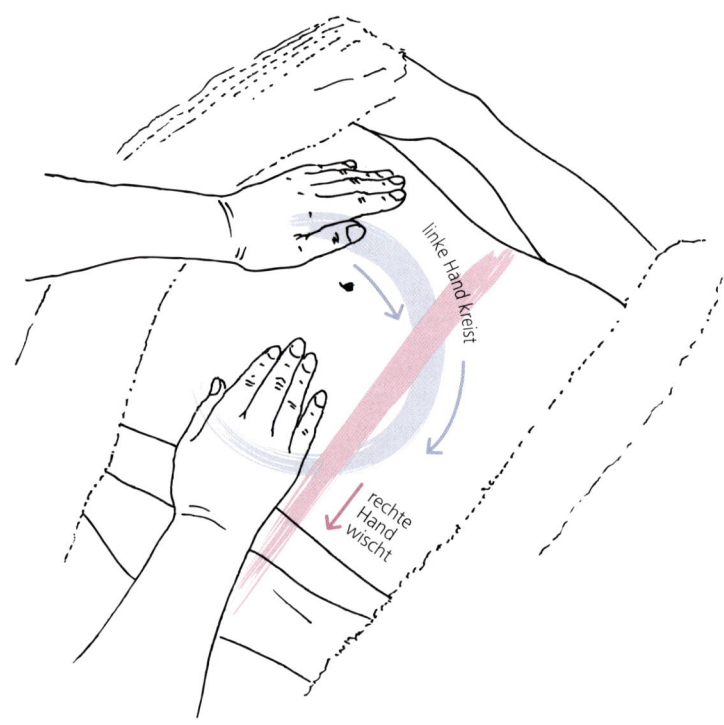

linke Hand kreist

rechte Hand wischt

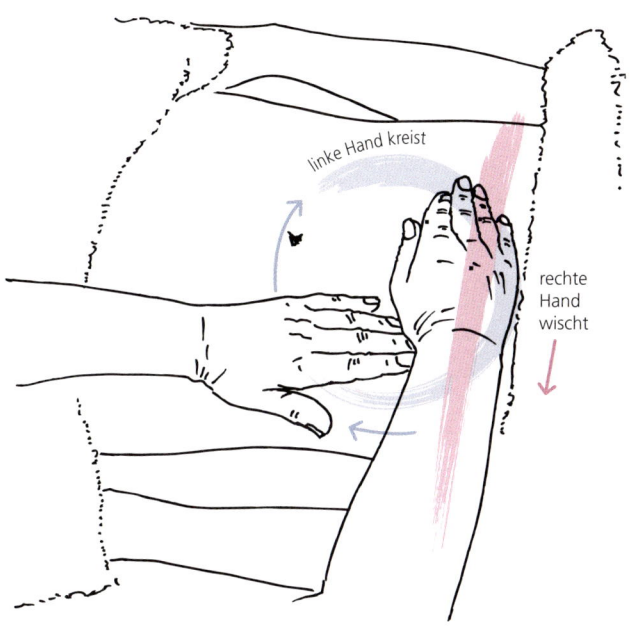

linke Hand kreist

rechte
Hand
wischt

Lassen Sie die linke Hand am Klienten, schütteln Sie die Equilibrium-Flasche B4 mit der Rechten und verteilen Sie etwas daraus unterhalb des Brustbereiches bis zum Nabel in spiraligen Bewegungen im Uhrzeigersinn.

Bitten Sie den Klienten: „Atmen Sie aus und lassen Sie dabei alle Angst und Furchtsamkeit los, besonders Ängste, die Ihr Potenzial hemmen." (2-3 Minuten)

Dann bitten Sie Ihren Klienten: „Atmen Sie jetzt die Farbe Gelb ein. Atmen Sie Freude, Glück und Licht ein. Sehen Sie, wie sie sich wie eine wunderschöne goldene Sonne mit ihren Strahlen durch jeden Bereich Ihres Körpers bewegen und dabei Licht und Freude verbreiten, bis hinunter zur kleinsten Zelle." (2-3 Minuten)

Legen Sie einen gelben Stein auf die Solarplexus-Gegend. Bedecken Sie das Chakra mit den Händen und rufen Sie die Engel vom Gelben Strahl der Freude und des Glücks an, herbeizukommen und ihre Energien zum höchsten Wohle des Klienten einfließen zu lassen.

Lassen Sie dazu ein wenig Zeit.

Verwenden Sie den gelben Pomander in den feinstofflichen Körpern über dem Solarplexus-Chakra, er wirkt reinigend und klärend. Wenn Sie fertig sind, führen Sie die Hände sanft über Gesicht und Kopf. Bedecken Sie das Solarplexus-Chakra mit dem Handtuch.

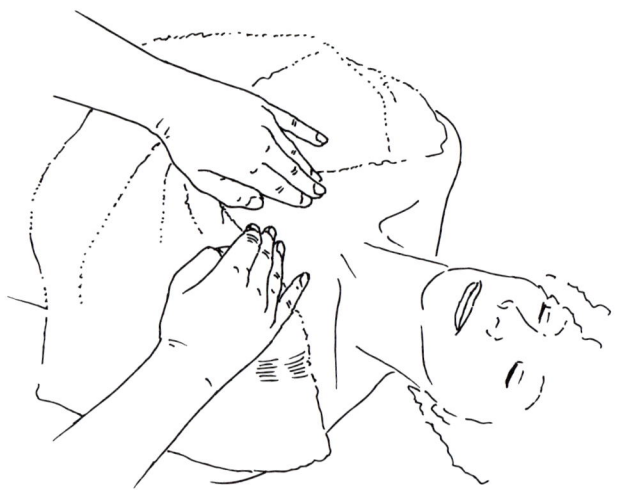

Drapieren Sie das obere Handtuch so, dass es einen V-Ausschnitt – für den Herz-Chakra-Bereich – freilässt und die Schultern bedeckt. Schütteln Sie die Equilibrium-Flasche B3 mit der rechten Hand, während die Linke am Klienten bleibt. Verteilen Sie mit den Fingerspitzen in einer spiraligen, wischenden Bewegung ein wenig von dem Öl auf das Herz-Chakra.

Bitten Sie Ihren Klienten: „Atmen Sie aus und lassen Sie dabei alles Schwere, das Ihnen gerade auf dem Herzen liegt, sanft mit dem Atem los." (2-3 Minuten) „Atmen Sie eine wunderschöne, sehr stille und friedliche Szene oder Landschaft aus der Natur ein." (2-3 Minuten).

Legen Sie einen grünen oder rosa Stein auf das Herz-Chakra und bedecken Sie ihn mit den Händen. Rufen Sie die Engel vom grünen Strahl der Ruhe und der Ausgeglichenheit an, herbeizukommen und ihre Energien zum höchsten Wohle des Klienten einfließen zu lassen. Verwenden Sie den smaragdgrünen Pomander in den feinstofflichen Körpern über dem Herz-Chakra, er wirkt reinigend und klärend. Wenn Sie fertig sind, führen Sie die Hände sanft über Gesicht und Kopf. Ziehen Sie das Handtuch wieder so, dass es den Herzbereich bedeckt.

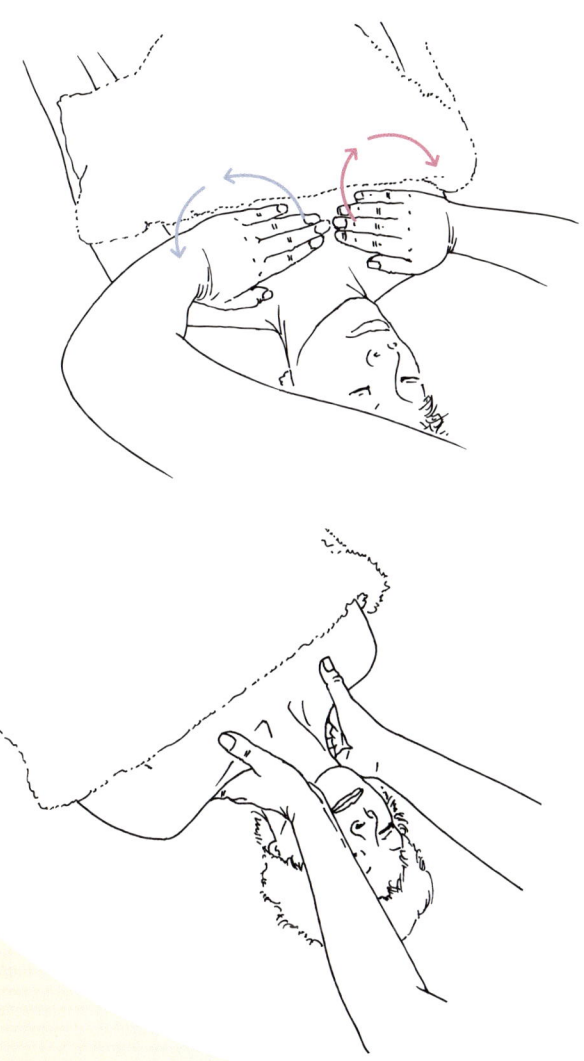

Gehen Sie nun ans Kopfende des Tisches und falten Sie das Handtuch zurück, so dass die Schultern freiliegen. Halten Sie mit der Linken den Kontakt zum Klienten und schütteln Sie die Equilibrium-Flasche B2 mit der rechten Hand. Verteilen Sie etwas davon auf die Schultern und den vorderen Hals; hier wird oft etwas mehr Öl benötigt. Legen Sie die Fingerspitzen leicht auf den oberen Brustkorb und streichen Sie seitlich zu den Schultern aus. Greifen Sie auch unter die Schultern und verteilen Sie das Öl auch an den Halsseiten kopfwärts. Enden Sie mit federleichten Strichen mit den Fingerspitzen vom Nacken zum Kinn herauf.

Bitten Sie Ihren Klienten: „Atmen Sie aus und lassen Sie dabei alle Gefühle von Verantwortung und alle Last, die auf Ihren Schultern liegt, mit der Farbe Blau sanft los." (2-3 Minuten) „Atmen Sie Frieden ein, Frieden wie im Blau des Himmels an einem wolkenlosen Sommertag oder im Blau eines wunderschönen, stillen, blauen Ozeans." (2-3 Minuten)

Legen Sie einen blauen Stein in die kleine Vertiefung zwischen Kehlkopf und Brustbein und bedecken Sie ihn behutsam mit den Händen. Rufen Sie die Engel vom blauen Strahl des Friedens an, herbeizukommen und ihre Energien zum höchsten Wohle des Klienten einfließen zu lassen.

Verwenden Sie den blauen Pomander in den feinstofflichen Körpern über dem Kehl-Gebiet, er wirkt reinigend und klärend. Wenn Sie fertig sind, führen Sie die Hände sanft über Gesicht und Kopf.

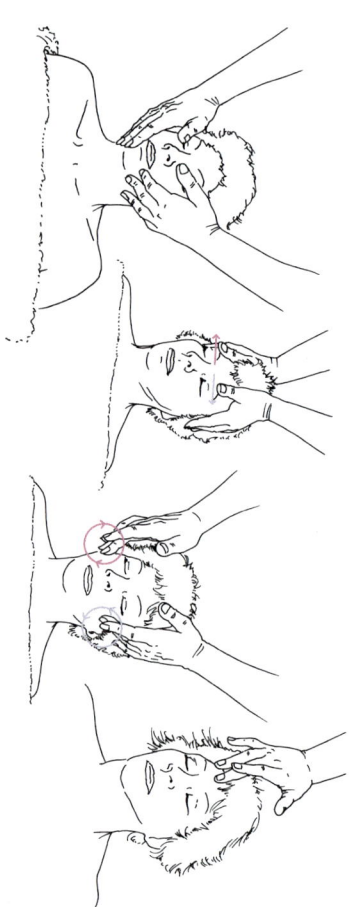

Falls ein Handtuch die Augen Ihres Klienten bedeckt, entfernen Sie es nun. Sie stehen am Kopfende des Massagetisches, mit der linken Hand berühren Sie leicht den Klienten, mit der Rechten verschütteln Sie die Equilibrium-Flasche B20. Geben Sie sich etwas von der Emulsion in die Hände. Beginnen Sie mit beiden Händen unter dem Kinn und streichen Sie langsam seitlich bis zum Haaransatz herauf; wiederholen Sie dies vier bis sechs Mal. Legen Sie die Daumen in der Mitte der Stirn zusammen und ziehen Sie diese dann mit festem Druck nach außen bis zu den Ohren; wiederholen Sie dies vier bis sechs Mal. Machen Sie an den Schläfen, seitlich der Augen, langsame, kreisende Bewegungen mit den Fingerkuppen, vier bis sechs Mal.

Gehen Sie nun weiter zu den Wangen mit etwas größeren, kreisenden Bewegungen, vier bis sechs Mal. Von den Wangen gehen Sie zu den Ohren und reiben diese sanft vom Ohrläppchen zum oberen Ende mit den Daumen, während Sie die Finger unter der Ohrmuschel halten. Beenden Sie die Gesichtsmassage durch erneute sanfte Striche von unter dem Kinn seitlich nach oben.

Geben Sie einen kleinen Tropfen aus der Equilibrium-Flasche B1 in die linke Hand, tupfen Sie mit dem rechten Mittelfinger in das Öl und verteilen Sie es in kleinen, leichten, kreisenden Bewegungen im Bereich des dritten Auges. Achten Sie dabei auf sehr langsame Bewegungen. Während Sie mit der Rechten das Öl verteilen, halten Sie die linke Handfläche nach oben geöffnet, um Energien göttlicher Liebe zu empfangen.

Legen Sie einen violetten oder klaren Kristall auf das dritte Auge und bedecken Sie die Augen sanft mit den Händen. Rufen Sie alle Engel aller Farbstrahlen an, um an diesen Massagetisch zu kommen und ihre Energien zum höchsten Wohle des Klienten einfließen zu lassen. Spüren und fühlen Sie die Energien dieses Mal. Verwenden Sie den violetten oder tiefmagenta-farbenen Pomander über dem dritten Auge und dem Kopf Ihres Klienten.

Falls Sie ein Klang-Instrument haben, ist nun die passende Zeit gekommen, davon Gebrauch zu machen. Ich verwende am liebsten die tibetischen Klangschalen, Zimbeln und manchmal Glocken. Beginnen Sie nahe am Körper bei den Füßen Ihres Klienten und gehen Sie langsam den Körper hinauf bis zum Kopf (drei Mal). Klang hat die Gabe, den Körper neu auszugleichen und eignet sich wunderbar als Abschluss für eine Massage.

Nun wählen Sie eine Quintessenz aus. Lassen Sie sich von Ihrer Intuition leiten, welche Farbe für Ihren Klienten am wohltuendsten ist. Beginnen Sie am Kopf, bewegen Sie Ihre Arme wie Flügel weit über das Gesicht und dann langsam den Körper entlang nach unten. Bei den Füßen angelangt, machen Sie eine Spiralbewegung zurück und gehen rasch am Körper entlang und beim Kopf nach außen. Wiederholen Sie dies drei Mal.

Nehmen Sie drei Tropfen des dunkelroten Pomanders in die Hände und wischen Sie sie unter den Fußsohlen und über die Zehen hinauf, um Ihren Klienten zu erden. Die Equilibrium-Flasche B80 eignet sich ebenfalls hervorragend zur abschließenden Erdung im Bereich der Füße nach einer Massage.

Zum Schluss nehmen Sie noch eine der ArchAngeloi-Essenzen – drei Sprühstöße, einen über den Scheitel, je einen über jedes Ohr. Führen Sie die Hände wie Flügel über das Gesicht und verweilen Sie sanft über dem Herzen. Ich beende eine Massage auch gerne mit einem Sprühstoß einer Aura-Soma Farbessenz. Sprühen Sie um den ganzen Massagetisch und auch leicht über den Klienten.

Beginnend beim Basis-Chakra, entfernen Sie nun behutsam die Kristalle, einen nach dem anderen, ohne Ihren Klienten zu stören; den Kristall am dritten Auge entfernen Sie zuletzt. Lassen Sie Ihren Klienten Zeit, langsam zu sich zu kommen; sie hatten vielleicht das Empfinden, weit fort gewesen zu sein und liegen in tiefer Entspannung. Ich lasse für meinen Klienten nach einer Behandlung immer 15-20 Minuten Zeit, um noch etwas Wasser oder Kräutertee zu trinken und sich neu geerdet zu fühlen. Wenn sie das Bedürfnis haben, können sie auch noch etwas über das Erlebte sprechen.

Dies war nun in mancherlei Hinsicht eine Reise, die manche Menschen sehr tief erleben und in der manche Menschen sich selbst sehr tief erleben. Jeder Mensch ist ein Individuum, deshalb wird jeder diese Reise anders, auf seine eigene Weise erleben, je nachdem, was er oder sie gerade zu bearbeiten oder verarbeiten hat.

Ich finde, es ist nicht gut, nach einer solchen Behandlung unnötig zu reden. Erklären Sie Ihrem Klienten, dass die Öle noch einige Tage von innen nach außen weiterarbeiten und wirken werden. Es kann sein, dass jemand nach einer Massage sehr viel erlebt. Ich gebe meinen Klienten immer meine Telefonnummer für den Fall, dass sie Fragen haben über ihr Erleben und Befinden danach.

DIE ENGEL DER FARBSTRAHLEN

Wie Kinder bedürfen wir der Meister, welche uns erleuchten und leiten,
und Gott hat dafür gesorgt, indem er „seine Engel bestellte, uns zu lehren und zu führen".
(Thomas von Aquin)

Dies ist für jeden eine sehr persönliche Erfahrung. Ich hatte seit jungen Jahren immer das Gefühl, von Energien umgeben zu sein. Ich war ein Einzelkind, und meine Spielgefährten waren mein Hund, meine Katze und meine Begleiter, wie ich sie nannte. Ich war ihrer Präsenz deutlich gewahr und pflegte mit meinen Engeln zu reden und ihnen meine Erlebnisse mitzuteilen. In ihrer Gegenwart fühlte ich mich niemals einsam, obwohl ich jeden Tag viele Stunden auf mich allein gestellt war. Auf einer persönlichen Ebene fühle ich mich immer von Engeln behütet, sehr geborgen, geliebt, geführt und inspiriert.

Nach meinem Verständnis hat jeder Mensch im Leben zwei Engel bei sich, dies wurde bei der Entscheidung zur Reinkarnation so festgelegt. Beide Engel bleiben bei Ihnen, bis Sie weitergehen. Ihr Schutzengel ist durch alle Ihre Inkarnationen hindurch an Ihrer Seite, er liebt Sie bedingungslos und wacht über Sie. Ihr zweiter Engel ist ein persönlicher Begleitengel, der neben Ihrem Schutzengel arbeitet. Dieser Engel ist da, um zu helfen und um Sie zu leiten bei dem, was Sie in dieser Inkarnation zu erarbeiten beschlossen haben. Dies habe ich von vielen Menschen gehört, die mir ihre Erlebnisse mit den Engeln erzählt haben. Das ist ein Gefühl der Gewissheit, der Akzeptanz, einer Schwingung – häufig können Wörter diese Empfindungen nicht ganz beschreiben. Engel können Licht auf unseren Lebensweg strahlen, sie können uns leiten und Trost, Weisheit und Heilung bringen. Verbringen Sie etwas Zeit in der Meditation, schaffen Sie eine spezielle Atmosphäre und laden Sie Ihre Engel dazu ein.

Erst als ich mich mit Aura-Soma zu beschäftigen begann, fand ich zu einem tieferen Verständnis dieser Engel-Energie, die bei mir war, wann immer ich meine Hände auf jemanden legte. Als mir durch einen Traum die „Arbeit mit deinen Engeln" als eine Behandlungsform gezeigt wurde, veränderte sich mein Leben, es erhielt einen neuen Sinn, eine neue Ausrichtung. Von meinem Behandlungsraum in Alice Springs (Australien) ist diese Botschaft in die ganze Welt hinausgegangen als ein von Aura-Soma anerkannter Kurs.

Ich fühle, dass ich nun den wahren Pfad meiner Seele beschreite, da ich lehre, was zu tun ich gekommen bin.

Teilnehmer meiner Kurse haben mich gebeten, über den Engel-Aspekt dieser wunderbaren Massagetechnik zu schreiben.

In Meditationen haben die Engel mir mehr offenbart, als ich jemals für möglich gehalten hatte. Ich spreche mit meinen Engeln, ich stelle ihnen Fragen und lausche ihnen aufmerksam. Häufig erscheinen mir Engel in Träumen mit einer Botschaft. Oft stehe ich unmittelbar nach einem Traum auf und schreibe die Botschaft nieder, die mir zu einem tieferen Verständnis einer Situation verhilft, an der ich gerade arbeite.

Die in diesem Buch wiedergegebenen Engel-Informationen erhielt ich meist in den frühen Morgenstunden. Nachdem ich etwa eine Stunde lang mit Unmengen von Informationen bombardiert worden war, gab ich auf, kleidete mich an und begann, diese Information aufzuschreiben. Ich verbrachte den ganzen Tag damit, in rasendem Tempo zu schreiben. Ich fühlte eine außerordentliche Kraft, die mich bis zu einem Punkt antrieb, an dem ich einfach aufhörte und für einige Minuten unterbrach, um etwas zu essen und zu trinken, bevor ich weiterschrieb. Ich bin meinen Engeln dankbar, dass sie mir mit dieser Information geholfen haben.

Engel sind lebendige Kräfte und bewusste Energien. Jeder nimmt sie auf seine eigene, individuelle Weise wahr.

Engel sind überall, und sie sind überall um uns. Engel können uns in emotionaler, physischer und spiritueller Hinsicht beistehen. Sie können uns Geleit, Inspiration und Schutz geben.

Um eine starke Verbindung mit dem Engelreich zu haben, ist es wichtig, einen heiligen Raum zu schaffen und zu klären. Jeden Morgen verwende ich die Serapis-Bey-Quintessenz, um jegliche negativen Schwingungen in meinem Heilungsraum und um die Türen und Fenster zu klären. Ich meditiere, dann segne ich meinen Raum und alle, die ihn betreten. Es ist auch wichtig, sein Denken von jeglichen negativen Gedanken zu befreien und langsam zu atmen, damit das Denken ruhig werden und Gedanken der Liebe und Schönheit aufnehmen kann. Probieren Sie eine kleine, zehnminütige Meditation. Dann werden sie in der richtigen Verfassung sein, Ihre Engel zu empfangen. Laden Sie Ihre Engel ein, bitten Sie sie herbei, und sie werden erscheinen. Seien Sie still und fühlen Sie ihre Anwesenheit, die Sie mit ihrer Weisheit und Liebe leitet.

ENGEL KÖNNEN ERSCHEINEN ALS ...

- schimmernde Lichtstrahlen
- Energieschwingungen oder Energiewirbel
- Klang, wunderschöner, sanfter Gesang
- ein warmes Gefühl von Liebe und Einssein
- regenbogenfarbene Lichtstrahlen
- goldenes Licht
- Lichtsäule
- sanfter Wind
- sanfte Stimmen
- feine Düfte
- freundschaftliche Präsenz
- sanfter Flügelschlag
- Hände auf Ihren Händen
- Leuchten, das den Raum erfüllt
- funkelnde und helle Lichter
- tanzende und funkelnde Lichter
- Lichtgestalten mit gefalteten Flügeln
- überwältigendes Gefühl von Liebe und Frieden
- jemand, der hinter Ihnen steht und Ihnen viel Liebe sendet

Aus „Ein Kurs in Wundern":

Ich bin nur hier, um wahrhaft hilfreich zu sein.
Ich bin hier, um IHN zu vertreten, DER mich gesandt hat.
Ich brauche mich nicht zu sorgen, was ich sagen oder tun soll,
denn ER, DER mich gesandt hat, wird mich führen.
Ich bin zufrieden, dort zu sein, wo immer ER es wünscht,
in der Erkenntnis, dass ER mit mir dorthin geht.
Ich werde geheilt, indem ich mich von IHM lehren lasse, wie man heilt.

Sie werden bemerken, dass bei den Engeln von jedem Farbstrahl alles positiv ist. Hier gibt es keine Herausforderungen. Es ist, wie die Mysterienschulen gelehrt haben: Wir erschaffen unsere Welt durch unsere Gedanken, Taten und Worte, indem wir genau das erzeugen, was wir in die Welt setzen. Wir glauben, was wir zu glauben denken. Was Sie glauben, das sind Sie.

Zum Verständnis: Aktion bewirkt Reaktion. Es ist eine Echowirkung; denn was Sie hinausgeben, das kommt auch zurück.

Djwal Khul (der Tibeter) sagt: „Um zu halten, muss man Abstand nehmen, und um zu bewahren, muss man loslassen, so ist das Gesetz."

DIE ENGEL DES ROTEN STRAHLS

Stärke und Mut sind die Gaben, welche die Engel des roten Strahls uns bringen.
Sie stehen allen zur Verfügung, die darum bitten.

- Körperliches Heilsein
- Kraft der Manifestation
- Freiheit
- Sicherheit
- Macht
- Mut
- Wohlstand
- Materieller Reichtum
- Haltung
- Innerer Abstand
- Motivation
- Begründung
- Leidenschaftlichkeit
- Entschlossenheit
- Entsagung
- Erwachen
- Gewahrsein
- Manifestieren
- Materie
- Bedingungslose Liebe
- Lebenskraft-Energie
- Stärke
- Überzeugungen
- Fülle

DIE ENGEL DES ORANGE STRAHLS

Weisheit und Klarheit sind die Gaben der Engel des orangen Strahls.

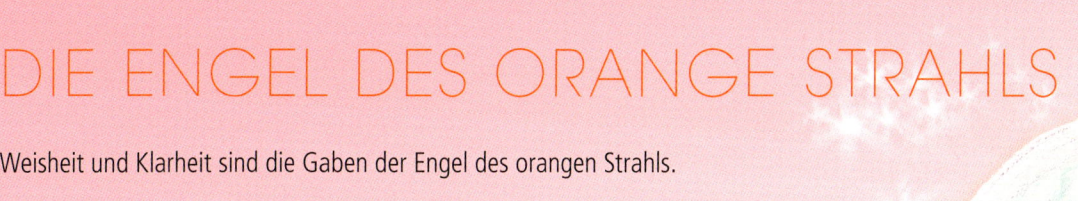

- Vollständige Erfüllung
- Seligkeit
- Genuss
- Spaß
- Verzückung
- Schöpferkraft
- Weisheit
- Vergnügen
- Begeisterung
- Spontaneität
- Loslassen
- Zusammenarbeit
- Ekstase
- Jubel
- Inspiration
- Expansion

DIE ENGEL DES GELBEN STRAHLS

Wissen und Verstand sind die Gaben der Engel des gelben Strahls.

- Individualisation
- Ich
- Freude
- Glück
- Schöpferische Intelligenz
- Verständnis
- Verstand
- Kosmische Freude
- Neue Ideen
- Intellektuelles Verständnis
- Macht des Geistes über die Materie
- Intellektueller Willen
- Individuelles Selbst
- Selbstachtung
- Liebevolle Gedanken
- Göttliche Weisheit
- Errungenschaft
- Zuversicht
- Licht
- Phantasie
- Veränderung
- Chancen
- Klarheit
- Freiheit
- Wissen
- Machtzentrum
- Erfolg

DIE ENGEL DES GRÜNEN STRAHLS

Bedingungslose Liebe und Harmonie sind die Gaben der Engel des grünen Strahls.

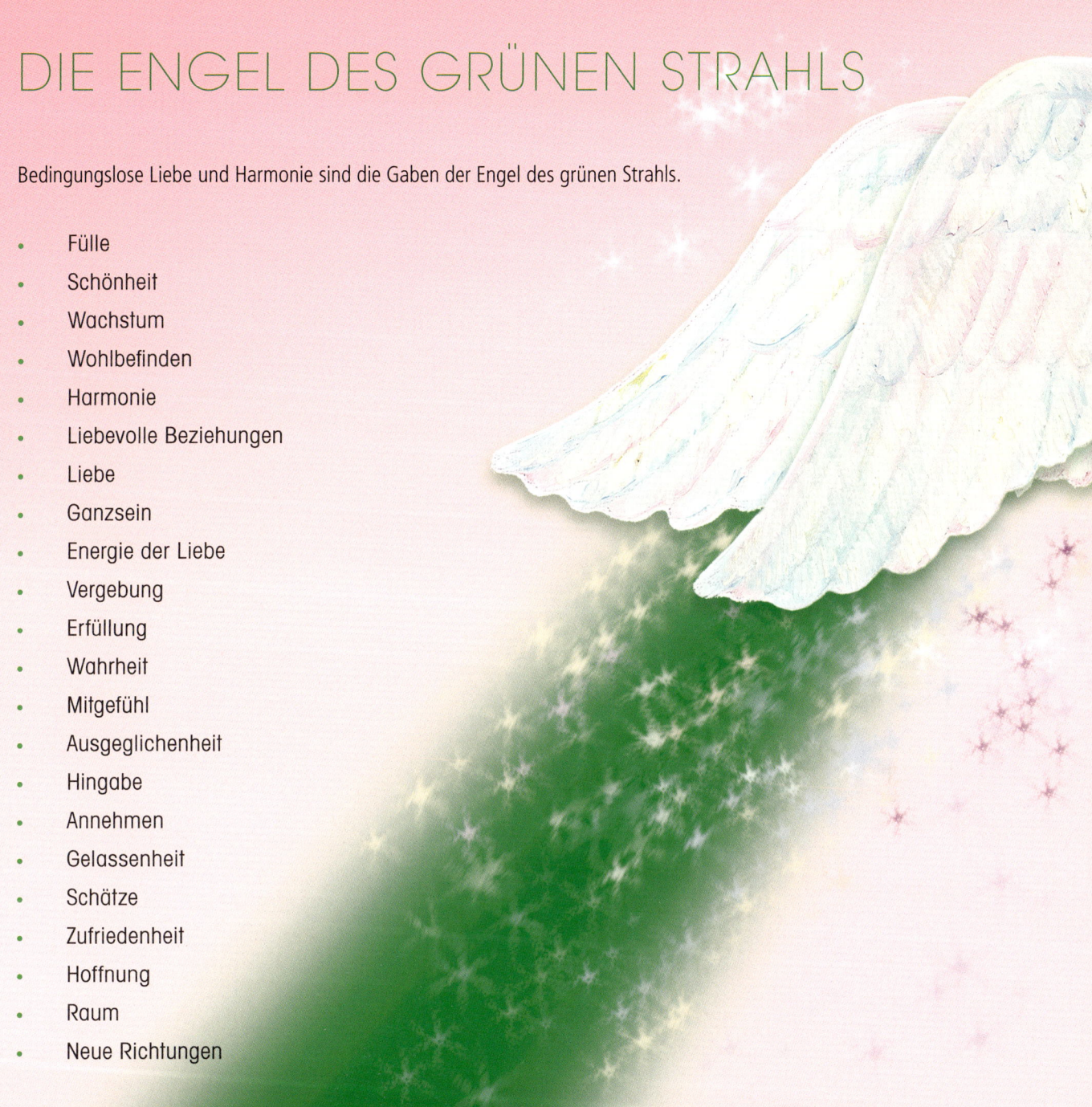

- Fülle
- Schönheit
- Wachstum
- Wohlbefinden
- Harmonie
- Liebevolle Beziehungen
- Liebe
- Ganzsein
- Energie der Liebe
- Vergebung
- Erfüllung
- Wahrheit
- Mitgefühl
- Ausgeglichenheit
- Hingabe
- Annehmen
- Gelassenheit
- Schätze
- Zufriedenheit
- Hoffnung
- Raum
- Neue Richtungen

DIE ENGEL DES BLAUEN STRAHLS

Frieden und Geduld sind die Gaben der Engel des blauen Strahls.

- Konzentration
- Gedanken
- Kommunikation
- Ausdruck
- Schöpferischer Ausruck
- Kanal
- Einsichten
- Schutz
- Intuition
- Nährendes
- Heilsein
- Verantwortung
- Ansprechen
- Selbstausdruclk
- Heiterkeit
- Inspiration
- Hingebungsvolle Worte
- Vertrauen
- Dankbarkeit
- Einsamkeit
- Inspiration

- Duldsamkeit
- Vertrauen
- Invokation
- Frieden
- Geduld

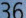

DIE ENGEL DES KÖNIGSBLAUEN STRAHLS

Höhere Intuition ist die Gabe der Engel des königsblauen Strahls.

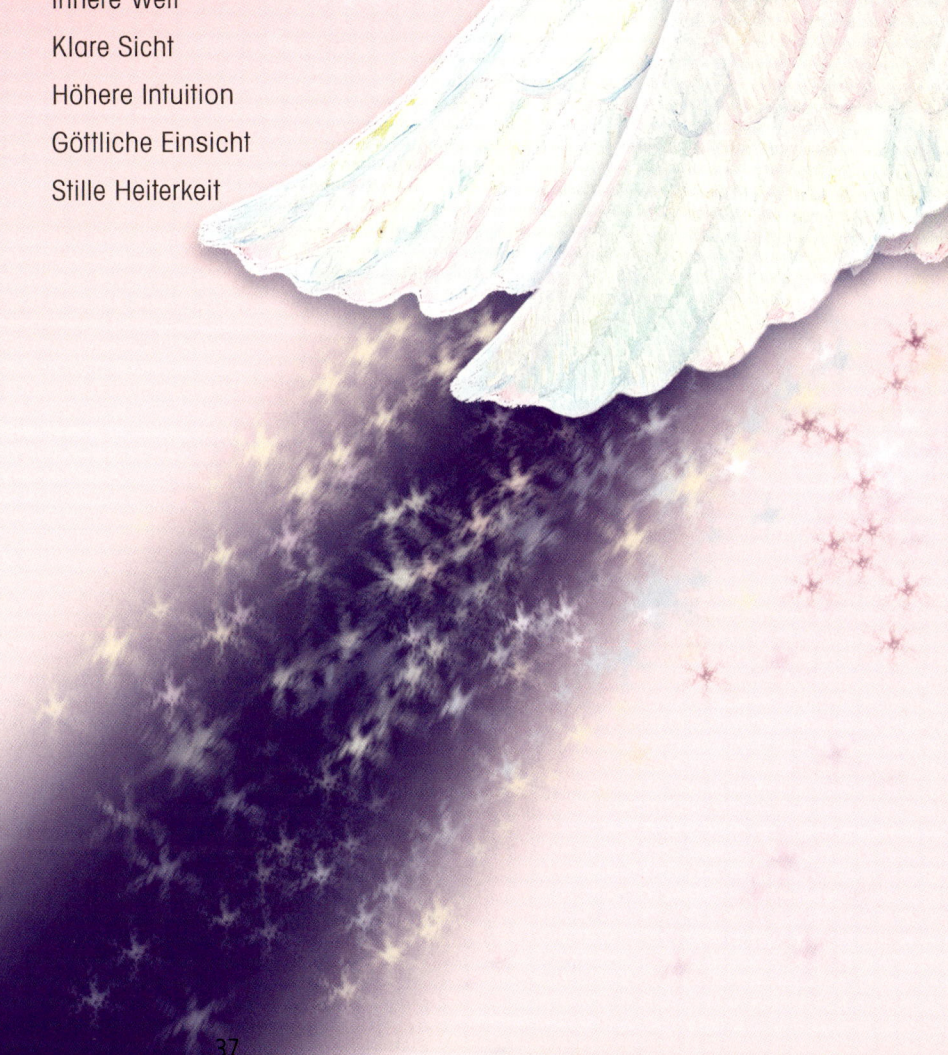

- Übergabe / Hingabe
- Reiner Kanal
- Göttliche Gedanken
- Innere Autorität
- Respekt
- Offenheit
- Streben nach Höherem
- Kosmische Mysterien
- Geheimnisse des Lebens
- Symbole
- Inneres Auge
- Initiation
- Erkenntnis
- Sensitivität
- Ausdruck
- Lauschen
- Sprechen
- Inneres Wissen
- Geistige Geheimnisse
- Stille
- Disziplin

- Intuitive Wahrnehmung
- Innere Welt
- Klare Sicht
- Höhere Intuition
- Göttliche Einsicht
- Stille Heiterkeit

DIE ENGEL DES VIOLETTEN STRAHLS

Spirituelle Liebe und Dienst sind die Gaben der Engel des violetten Strahls.

- Erleuchtetes Bewusstsein
- Göttliches Bewusstsein
- Übergabe
- Hingabe an den Geist
- Wissen
- Dankbarkeit
- Ordnung
- Zeremonien
- Geist Gottes
- Einssein mit dem Geist
- Meditation
- Spirituelle Wahrheit
- Himmel auf Erden
- Ich bin das ich bin
- Stille
- Geleit
- Umwandlung
- Transformation
- Bestimmung
- Präsenz der Liebe
- Dienst
- Erkenntnis

- Glanz
- Allgegenwärtiges Bewusstsein
- Spiritualität
- Licht des Geistes
- Hingabe
- Ganzsein
- Einheit
- Heilung
- Unendlichkeit
- Göttliches Einfließen von spirituellem Verständnis

DIE ENGEL ALLER FARBSTRAHLEN

Rot, orange, gelb, grün, blau, königsblau und violett

Am Ende der Behandlung rufen wir die „Engel aller Farbstrahlen" an, sich um den Massagetisch zu versammeln. An diesem Punkt fließt gewöhnlich ein Gefühl von vielen Wesen des Lichtes in den Raum. Viele Schüler haben gesehen, wie der Raum viel heller geworden ist, und sie haben Engel um sich gespürt. Ich habe auch während des Unterrichts eine wunderschöne Spirale gesehen, einen Wirbel aus vielen Engeln in der Mitte des Raumes. Viele der Schüler nahmen die gleiche Vision wahr. Jeder Kurs bringt seine eigene Art von Energien mit, je nachdem was die Menschen gerade zu erarbeiten haben.

Engel Gottes, mein lieber Beschützer,

zu dem Gottes Liebe mich hierher verpflichtet,

sei an diesem Tag allezeit an meiner Seite,

zu leuchten und hüten, zu führen und leiten.

(TRADITIONELLES KATHOLISCHES GEBET).

GRUNDBEGRIFFE

Bei dieser Massage-Technik begannen wir mit dem Reinigen der Aura (oder der feinstofflichen Energiefelder) mit einem Aura-Soma Pomander von der Farbe des Chakras, an dem wir arbeiteten. Dies dient dem Ausgleich und Schutz des elektro- oder biomagnetischen Feldes.

Jedes Lebewesen auf diesem Planeten ist von einem Energiefeld umgeben. Jeder Mensch hat seine eigene, einzigartige Energie. Sie wird oft als ein ovales oder eiförmiges Feld um den physischen Körper dargestellt, etwas schmaler um die Füße und breiter über dem Kopf.

Die Aura besteht aus sieben Schichten, die auch mit den sieben Chakras verbunden sind. Diese sieben Energiekörper beeinflussen unseren Zustand und unser Befinden. Jede Schicht wirkt als ein Filter für die universelle Lebenskraft.

Eine vereinfachte Sicht dieser komplexen Energiezentren kann man sich folgendermaßen vorstellen:

Die sieben Schichten unseres Energiekörpers:
1. körperliche Wahrnehmungen, Lust und Schmerz
2. Gefühle und Emotionen
3. mentale und rationale Welt
4. Beziehungen
5. göttlicher Wille
6. Gefühle innerhalb der geistigen Welt
7. verstehen und wissen, dass wir ein Teil des großen Planes und verbunden mit Gott sind.

In der heutigen Zeit leben und wirken die meisten Menschen in den ersten drei Schichten sowie in den ersten drei Chakras. Die letzten vier Schichten und die letzten vier Chakras entsprechen den höheren Bewusstseinszuständen. Wenn diese letzten vier Schichten voll entwickelt sind, hat eine Person, so könnte man sagen, die Selbstverwirklichung und das göttliches Bewusstsein erlangt und ist jenseits der Dualität des menschlichem Bewusstseins angelangt.

Wie wir in Bezug auf uns selbst und unsere Welt denken und fühlen, hat eine tiefgreifende Auswirkung auf unsere Chakras und das Aura-Feld. Deshalb ist es so wichtig, positive Gedanken zu hegen, da dies ein gesundes und kräftiges Aura-Feld aufbaut, was wiederum unserem grobstofflichen Körper zugute kommt.

Die Anwendung der Aura-Soma Equilibrium-Flaschen auf den Chakras und der Pomander und Quintessenzen im Aura-Feld (feinstoffliche Körper) kann dazu beitragen, eine Balance in unsere emotionalen, mentalen, spirituellen und physischen Wesensaspekte zu bringen. Dies kann zu einer Entwicklung und Erweiterung unseres Gewahrseins oder Bewusstseins führen, was uns ein Gefühl von Wohlbefinden und Harmonie im Inneren gibt.

Erleben Sie die Energie

Was Sie zwischen den Händen fühlen, nachdem Sie die Handflächen schnell aneinander gerieben und sie dann langsam einige Zentimeter voneinander entfernt haben, ist Energie. Das kann ein kribbelndes Gefühl sein; manchmal fühlt es sich an wie ein großer, weicher, schwammiger Ball. Die meisten Menschen können es nicht sehen, die Energie aber fühlen. Wenn wir die Chakras oder feinstofflichen Energiefelder um den Körper herum nicht sehen können, ist es im Rahmen dieser Chakra-Massage-Technik doch möglich, anzufangen und zu üben, ihre Existenz zu fühlen.

Traditionell gibt es sieben Haupt-Chakras.

Der Name Chakra kommt aus dem alten Sanskrit und bedeutet „Lichtrad". Der Ursprung der Vorstellung von Chakras liegt in der alten indischen Kultur, in einer Zeit vor mehreren tausend Jahren.

Die Chakras werden traditionell als Lotosblüten dargestellt. Beginnend am Ende der Wirbelsäule, scheinen sie entlang der Wirbelsäule aufgereiht bis zum Scheitel. Jedes Chakra ist ein Wirbel rotierender Energie.

Die drei Chakras unterhalb des Zwerchfells verbinden sich mit der Erde, Familie, Kultur, dem Überleben und körperlichen Bedürfnissen. Die oberen vier Chakras handeln von Liebe, gesunder Kommunikation, Intuition, Beziehungen, Weisheit und Spiritualität.

Die Chakras bieten uns eine Reise der Selbstentdeckung. Die Mehrzahl der Menschen lebt und handelt hauptsächlich von den Ebenen ihrer ersten drei Chakras aus. Erst wenn wir uns unserer eigenen Spiritualität bewusster werden, können wir auf die Ebene des Herzens aufsteigen. Das Erleben bedingungsloser Liebe im Herz-Chakra kann uns dann den Weg zum Erleben göttlicher Liebe über das Kehl-, Stirn- und Scheitel-Chakra öffnen. Meditation und Gebet können auch helfen, den Zugang zu den oberen drei Chakras zu erschließen.

Die Verfassung unserer Chakras spielt für unser Wohlbefinden eine wesentliche Rolle; sie bewahren einen emotionalen, mentalen und spirituellen Aspekt des Lebens ebenso wie die physische und psychische Balance.

Die Chakras sind unsere Lebenskraftenergie. Wenn wir krank sind, dann wird der Strom der Energie in unseren Chakras träge. Wenn wir gesund sind, fließt die Energie zwischen allen Chakras. Dann arbeitet jedes Chakra in Harmonie mit den anderen. Für ein Gefühl von vollständigem Wohlbefinden und Ausgeglichenheit ist es notwendig, dass alle Chakras gut funktionieren und in gesundem Maße von Energie durchströmt und verbunden sind.

Bei der Chakra-Massage-Technik arbeiten wir mit den sieben Haupt-Chakras. Alle Chakras haben einen positiven und einen negativen Aspekt innerhalb jeder Farbe, sie bieten also Gaben und Herausforderungen. Jede Herausforderung können wir als eine Gelegenheit betrachten, zu unserem höchsten Potenzial zu erwachen. Jede Aktion, jeder Gedanke und jede Emotion beeinflusst die Schwingung der Chakras.

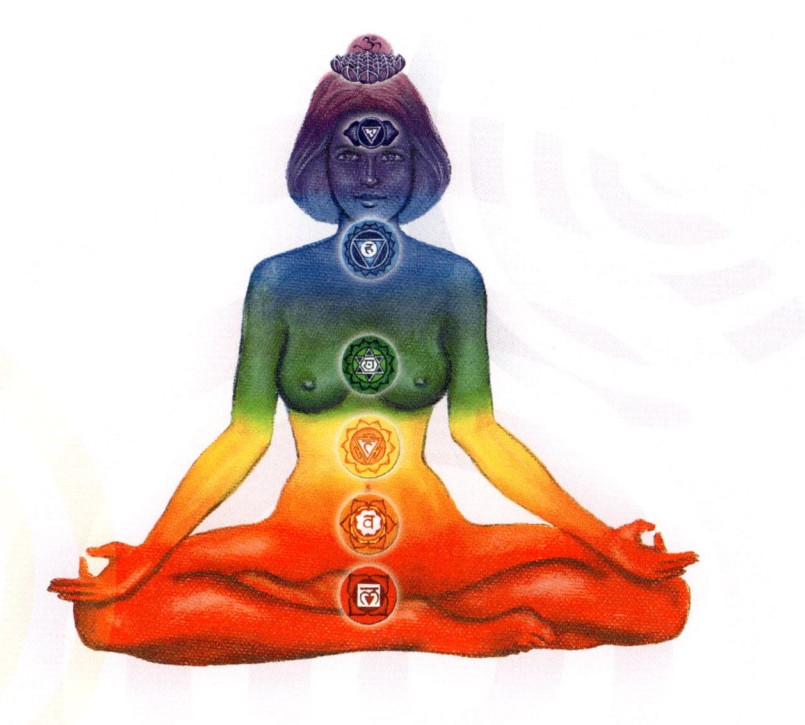

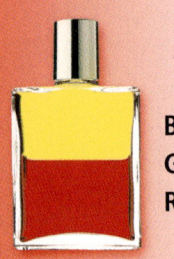

B5
Gelb
Rot

1. Chakra – Basis-Chakra

Muladhara	(Sanskrit) Wurzel, Stütze
Symbol	vierblättriger Lotos
Lage	Basis der Wirbelsäule, Steißbein
Element	Erde
Farbe	rot

Das Physische (unsere Grundlage)

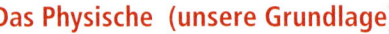

Überlebens-Themen wie genügend Nahrung, Wärme, Kleidung, ein Gefühl der Sicherheit. Die Kampf- oder Flucht-Reaktion. Häufig fühlen wir Angst, wenn unser Überleben bedroht ist, und unsere Wachsamkeit ist erhöht. Eine solche Situation verlangt, dass wir rasch denken und handeln. Das erste Chakra birgt alle überlebenswichtigen Informationen.

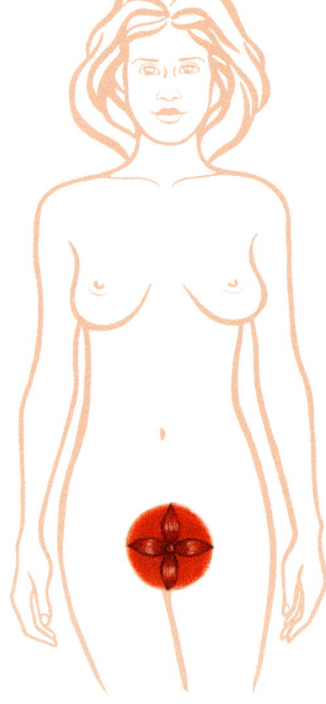

Drüsen	Nebennieren
Tierkreiszeichen, Regent	Steinbock, Saturn
Note	C
Erzengel	Gabriel
Edelsteine	Rubin, Granat, Hämatit, Rauchquarz
Körperteile	Skelett, Knochen – Beine und Wirbelsäule
Lebensqualitäten	Überleben, Sicherheit, Erdung, Familienbande, die physische Welt
ausgeglichen	Wohlbefinden, Stabilität, Vitalität, geerdet, Durchhaltevermögen, innere Kraft, ein Gefühl der Fülle
unausgeglichen	Wut, rücksichtslos, selbstzerstörerisches Verhalten, Erwerb materiellen Besitzes, wenig Energie. Wenn dieses Chakra blockiert ist, kann dies das Aufsteigen in die höheren Chakras verhindern.

Sicherheitsthemen	Zusammenhänge mit Geld und Finanzen
Karriere	Sich selbst unterstützen, das rechte Leben finden, künftiges Wohlergehen.
Besitz	Dinge, die zu erreichen oder zu erwerben wir hart gearbeitet haben, deshalb fürchten wir oft, sie zu verlieren.
Erdung	handelt davon, ganz präsent im Hier und Jetzt zu sein. Verbindung mit dem Stern unter unseren Füßen (dem Erdenstern).
Gesundheit	Das Essen von guten, gesunden Lebensmitteln kann uns erden und helfen, unsere optimale körperliche Struktur zu bewahren.
Stabilität	Sie ist wichtig für uns, damit wir uns stabil fühlen. Eine gesunde Haltung.
Macht	einzigartige Individualität, Erfüllung, Integrität
Kulturelles Erbe	ererbte Instinkte, Überzeugungen und Glaubensinhalte, Ahnen. Stammeswurzeln, Familienbande
Stille	Frieden finden innerhalb der roten Energie
Festigkeit	unsere physische Identität. Uns selbst stützend.
Anhaften	Die aufkommenden Herausforderungen verstehen. Besessenheit in Bezug auf Besitz und Geld. Die Fähigkeit, Abstand zu nehmen, ist gesund.
Gewahrsein	Zentriert und geerdet bleiben.
Reserven	Struktur in unser Leben bringen. Die Fähigkeit, sich der Veränderung anzupassen.
Form/Körper	Selbstakzeptanz, Ruhe, gut essen, Bewegung

Das Basis-Chakra wird mit einem kräftigen, lebendig strahlenden Rot assoziiert; es rotiert langsam, vergleichbar der langsameren Frequenz des roten Lichtes. Rot ist von allen Farben diejenige mit der längsten Wellenlänge und der niedrigsten Schwingungsfrequenz. Alle drei unteren Chakras rotieren langsam; wir assoziieren sie mit den warmen Farben Rot, Orange und Gelb.

Wenn die Energie im Basis-Chakra blockiert ist, kann dies bewirken, dass der Energiefluss in die höheren Chakras beeinträchtigt wird.

Das Rot verbindet sich sehr mit den Aborigines, den Eingeborenen Zentralaustraliens, und ihrer Verbundenheit mit der roten Erde, der Basis-Energie. Ihre wichtigsten Bedürfnisse kommen immer noch aus der Verbundenheit zu dem Land; es ist das Glaubenssystem, aus dem sie leben und handeln.

Die Arbeit mit den Energien des Basis-Chakras kann ein Empfinden von Zentrierung bringen, von Stabilität, Einheit und Stammes-Verständnis.

Als das erste Chakra ist das rote wie ein Fundament für das ganze Chakra-System. Es ist mit der Erde verbunden und mit allem, das fest und Form ist.

Denken Sie an die Chakras in der Reihenfolge der Regenbogenfarben, die an der Basis beginnen und langsam zu den höheren Chakras aufsteigen. Jede Stufe dieser Folge bringt uns höher und eröffnet die Möglichkeit zunehmenden Gewahrseins. Jedes Chakra bringt uns auf eine andere Ebene der Information und zur Erweiterung des Bewusstseins.

Eine Meditation für das Basis-Chakra

Setzen Sie sich ruhig hin, schließen Sie die Augen und machen Sie sich Ihr Atmen bewusst. Atmen Sie tief ein und aus. Nehmen Sie Ihre Füße wahr, die fest auf dem Boden ruhen. Visualisieren oder fühlen Sie eine schöne dunkelrote Energie, die sich langsam nach oben bewegt, aus der Erde durch Ihre Fußsohlen und die Beine hinauf in das Basis-Chakra. Lassen Sie sich die Energie des Rots fühlen, die das Basis-Chakra umkreist.

Bejahen Sie sich selbst. Bejahen Sie, dass Sie alle Ressourcen in sich tragen, die Sie befähigen, alles zu tun, was auch immer Sie zu tun haben. Bejahen Sie, dass diese rote Energie Sie erhalten und Ihnen Kraft geben kann, die richtigen Entscheidungen zu treffen ... Ihre Gedanken jederzeit positiv zu halten ... und jegliche Negativität sanft loszulassen, die mit Sorgen um Sicherheit einhergeht. Atmen Sie langsam alles aus, was nicht hilfreich ist. Atmen Sie langsam und tief die Schönheit der roten Energie ein. Fühlen Sie sich geerdet durch Ihre Füße und Beine, lenken Sie Ihr Gewahrsein behutsam zurück in die Energie Ihres Körpers. Bewegen Sie die Zehen, und wenn Sie so weit sind, öffnen Sie bei einem Ausatmen behutsam wieder die Augen.

Affirmationen für das Basis-Chakra

Jeden Augenblick jedes Tages werden alle meine Grundbedürfnisse erfüllt.

Ich schätze alles, was ich in meiner Welt habe. Eine größere Quelle sorgt immer für mich.

So sei es.

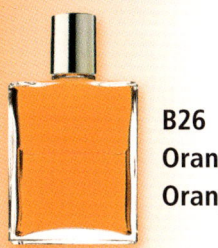

B26
Orange
Orange

2. Chakra – Kreuzbein-Chakra

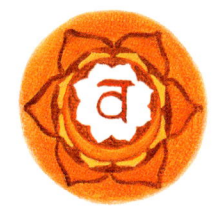

Svadhisthana	Meine Verankerung im Leben
Symbol	sechsblättriger Lotos
Lage	unterhalb des Nabels, Unterleib
Element	Wasser
Farbe	orange

Das Sinnliche   (unsere Sinne)

Drüsen	Eierstöcke bzw. Hoden
Element	Wasser
Tierkreiszeichen, Regenten	Krebs, Skorpion; Pluto, Mars
Note	D
Erzengel	Zadkiel
Edelsteine	Karneol, Tigerauge, Zitrin, Goldtopas
Körperteile	Fortpflanzungsorgane, Blase
Lebensqualitäten	Lust, Sinnlichkeit und Sexualität, schöpferischer Ausdruck, gute Ernährung
ausgeglichen	Kreativität, Spontaneität, energetisch, ausgeglichene Sicht des Lebens, Seligkeit und Einsicht
unausgeglichen	Missbrauch von Nahrung, Drogen, Alkohol, keine Bewegung, Trauma, Co-Abhängigkeits-Themen

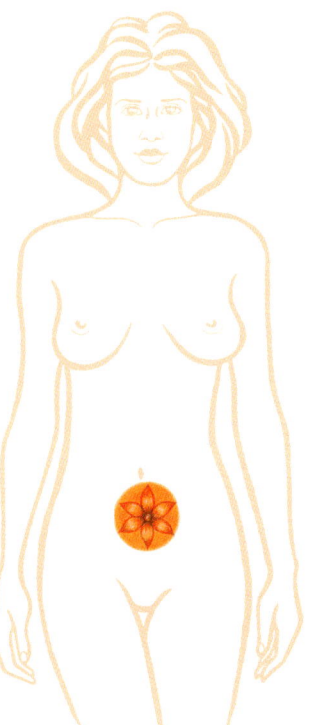

körperliche Freuden	Nahrung, Unterhaltung, Lebensfreude, Genuss
Emotionen	Begierden, sucht Nervenkitzel, tiefe Freude, Lust, emotionale Ausgeglichenheit, Großzügigkeit, Einfühlungsvermögen
Sexualität	Phantasien, Kitzel, Lust, Sinnlichkeit, Vorstellungskraft, Nähe
kreativ	findet den richtigen Lebensstil, Gelegenheiten, schöpferisch sein
Abhängigkeiten	exzessiver Missbrauch, Alkohol, Drogen, Nahrungsmittel, Erregung
Spontaneität	Vitalität, Energie, Überschwang, selig
Lebensgenuss	körperliches und emotionelles Wohlbefinden
Berührung/Reiz	Jeder braucht Berührung, wir sprechen darauf an wie eine Pflanze auf Wasser. Emotionale Befriedigung und Erfüllung
Kooperation	Andere und uns selbst mit Respekt behandeln, mit anderen teilen.
Kontrolle	Loslassen, Erkennen von Abhängigkeiten, Äußern von Gefühlen
Grenzen/Begrenzungen	Wissen, wie viel gut ist und zu wissen, wann es genug ist. Ausgewogenheit.
Körperliche Gesundheit	Regeneration, Ruhe, Schlaf, Entspannung, Wohlbefinden, Arbeit, Bewegung
Schocks, Traumata	beeinträchtigen die Milz

Das Kreuzbein-Chakra handelt von all den Freuden, die wir im Leben haben und davon, wie wir sie alle in Balance halten. Erfordernis, unseren Körper zu respektieren. Verstehen, unsere Ein- und Aufnahme zu kontrollieren, aber auch eine freudige, gesunde Lebensweise zu pflegen. Wenn es uns gut geht, können wir ein Gefühl von Wohlbefinden spüren, welches sich in unserem Leben und in unseren Einstellungen widerspiegelt. Dies führt zu einem Gefühl der Balance und Freude am Leben. Die Arbeit mit dem Kreuzbein-Chakra kann eine Möglichkeit bieten, Emotionen zu verstehen, Veränderung, Entscheidungen, Leidenschaft, Verlangen und Beziehungen mit anderen.

Eine Meditation für das Kreuzbein-Chakra

Schließen Sie die Augen und beginnen Sie, langsam, ein- und auszuatmen. Stellen Sie sich um den unteren Bauchbereich eine Spirale aus leuchtend orangem Licht vor. Fühlen Sie die Wärme des Orange, die diesen Bereich erfüllt. Lenken Sie Ihren Atem in die Bauchgegend, lassen Sie dabei alle Spannungen los. Fühlen Sie die Vitalität des Orange, das lebhaft wirbelnd den Kreuzbein-Bereich wärmt, was Ihr Gefühl des Wohlbefindens verstärkt und Seligkeit und Erfüllung bringt. Atmen Sie das orange Licht ein und stellen Sie sich vor, wie es sich durch die ganze Kreuzbein-Region ausdehnt.

Bewahren Sie das Gefühl der Wärme und werden Sie nun Ihrer selbst und Ihrer Umgebung wieder bewusst. Öffnen Sie bei einem Ausatmen behutsam die Augen und verweilen Sie noch einige Minuten in der Stille.

Affirmationen für das Kreuzbein-Chakra

Ich bin offen für all die Fülle und Seligkeit, die durch mein Leben fließt.

Ich sage Dank für alles, was ich habe.

Wissend erschaffe ich mein Leben, wie ich es mir wünsche.

Ich freue mich in und an allem, was ich bin, und liebe mich selbst.

So sei es.

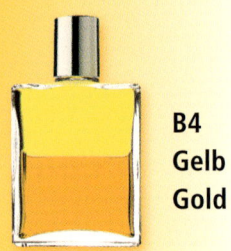

B4
Gelb
Gold

3. Chakra – Solarplexus-Chakra

Manipura	Leuchtendes Juwel
Symbol	zehnblättriger Lotos
Lage	zwischen Brustbeinspitze und Nabel
Element	Feuer
Farbe	gelb

Das Emotionale (unsere Gefühle)

Drüsen	Pankreas
Tierkreiszeichen, Regent	Widder, Löwe; Mars, Sonne
Note	E
Erzengel	Uriel
Edelsteine	Bernstein, Zitrin, gelber Topas, Tigerauge
Körperteile	Verdauungstrakt, Solarplexus
Lebensqualitäten	Individualität, Eigenwille, persönliches Kraftzentrum
ausgeglichen	Selbstdisziplin, Selbstwertgefühl, ein gesundes Ich, Vertrauen in eigene Entscheidungen, Freude, Zuversicht
unausgeglichen	manipulativ, Angst, Chaos, geringes Selbstwertgefühl, Neigung zu Urteilen, Ichbezogenheit, Egoismus, Verwirrung

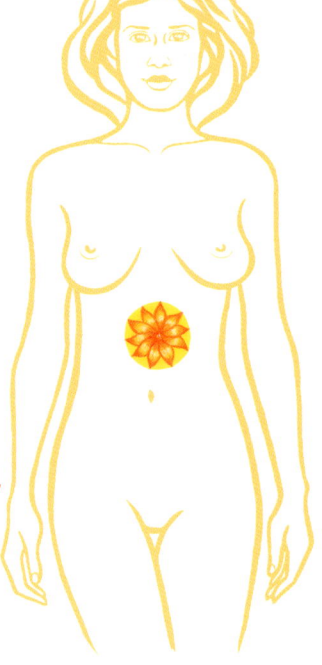

Wille	Die Herausforderungen verstehen; aktiv werden, um alte Verhaltensmuster zu zerbrechen; der individuelle Wille. Riskiert Kritik und Lächerlichkeit. Der höhere Wille (blau) geht über das Ich hinaus. Dominierend und übertrieben kontrollierend, will „meinen Willen", statt sich dem „Dein Wille geschehe" zu ergeben.
Lachen	Lachen über eine Situation, lachen über sich selbst. Dinge allzu ernst zu nehmen, kann Sie von Ihrer eigenen Kraft trennen.
Freude	Wertschätzung eines Gefühls des Einsseins mit dem Leben. Freude der Freiheit
Macht	Die wahre Kraft verstehen, nicht von ihr besessen sein. Innere Kraft, eine Angst, Macht zu übernehmen; eher eine innere Kraft als eine Macht über andere(s). Wahre Macht kommt durch Einheit, Verstehen und Ganzheit. Unser Gewahrsein zu erhöhen, steigert unsere Macht. Wissen ist Macht.
Selbstachtung	Scham, ein Gespür für unsere eigenen Fähigkeiten gewinnen. Eine gute Selbstachtung bedeutet, dass wir das Herz-Chakra öffnen und gesunde Beziehungen unterhalten können. Wenn wir unseren eigenen Selbstwert kennen, kennen wir auch unsere Grenzen.
Ich	Identität, das „Ich-Bewusstsein", Egoismus. Eine gesunde Selbstwahrnehmung ist niemals manipulativ oder ausbeuterisch.
persönliche Identität	Gewöhnlich schon früh im Leben geprägt, ein Gefühl des Wertes. Ein tiefes Gewahrsein von dem, für das wir uns halten, nicht in Bezug auf das, was wir haben oder tun.
persönlicher Wille	Wir müssen wissen, was wir wollen, um mit unseren Wünschen in Kontakt zu sein. Den Unterschied zwischen persönlichem Willen und höherem Willen verstehen.
Persönliche Macht	Herausforderungen helfen uns zu wachsen und zu reifen sowie ein Gespür für das zu entwickeln, was wir sind. Persönliches Selbst, persönliche Macht ohne Willen ist unmöglich. Gefühl der Machtlosigkeit
Selbstvertrauen	Mangel an Selbstvertrauen oder Leichtigkeit und Vertrauen in unsere Fähigkeiten haben.
Kontrolle	Manipulieren und Einschüchtern von anderen, Dominieren und Kontrollieren. Energie kann sich erschöpfen, wenn wir immer versuchen, jeden Aspekt unseres Lebens zu kontrollieren.

Angst	Jeden Aspekt der Angst in unserem Leben anzusprechen und zu verwandeln, ermächtigt und ermutigt uns, Verantwortung zu übernehmen. Risiken auf uns nehmen, Erfolg und Scheitern. Ein Gefühl unserer eigenen Fähigkeiten gewinnen. Die Angst hervorzuragen.
nervöse Spannung	liegt im Solarplexus-Bereich („Schmetterlinge im Bauch")
Verstand und Intellekt	intellektuelle Kraft, Ausdruck, unsere Situation im Leben verbessern, Ideen, Aufmerksamkeit, Konzentration
Trägheit überwinden	Energie erzeugen, um Dinge in Gang zu bringen; Dinge mit weniger Mühe und Willen tun. „Aufbruchs"-Stimmung.

Das Solarplexus-Chakra wird häufig als persönliches Kraftzentrum bezeichnet. Es verbindet sich mit Feuer und man könnte es auch unsere innere Sonne nennen, die aus dem Solarplexus strahlt und Wärme, Energie und Kraft bringt.

Wir sind von der primären Basis Rot ausgegangen, über das Orange, wo wir in die Sphäre des individuellen Willen und der persönlichen Macht des Gelb kommen. Die Herausforderungen im Gelb sind eine Gelegenheit, uns mit unserem Potenzial zu verbinden. Wir müssen geerdet sein (rot), um unseren Willen effektiv zu gebrauchen.

Albert Einstein sagte: „Neue Ideen treffen auf den größten Widerstand bei jenen, die sie falsch verstehen." Dies bezieht sich auf das Gelb.

Im Solarplexus-Chakra geht es um persönliche Macht und wie wir in der äußeren Welt von ihr Gebrauch machen. Die Herausforderung / Gabe könnte sein, unsere Ängste in Gelegenheiten zu verwandeln und in gewissem Sinne auch, in allen Bereichen unseres Lebens Freiheit zu lassen.

Die ersten drei Chakras – das rote, das orange und das gelbe – sind der Bereich, in dem die meisten Menschen aktiv sind. Durch die Arbeit mit dem Gelb haben wir die Möglichkeit, zum Grün des Herz-Chakras weiterzugehen. Bevor wir nicht die gelben Herausforderungen an- und in Angriff nehmen, kann es schwierig sein, Liebe zu akzeptieren oder uns selbst ganz zu lieben. (Rosa drückt sich durch Grün aus.)

Wir müssen mit den ersten beiden Chakras – dem roten, unserem Körper und unserer Erdung, und dem orangen, unseren Freuden – in Verbindung sein und die Themen Angst und Macht im Gelb überwinden. Bei unserem Aufstieg durch die Chakras bringt ein Verständnis jeder Ebene eine Gelegenheit mit sich, im Bewusstsein zu wachsen.

Eine Meditation für das Solarplexus-Chakra

Wenn Sie sich behaglich und entspannt fühlen, schließen Sie die Augen. Beginnen Sie, auf Ihren Atem zu achten, der langsam herein und hinaus fließt. Mit jedem Atemzug entspannen Sie sich ein wenig tiefer. Lenken Sie ihre Aufmerksamkeit in die Gegend Ihres Magens und Sonnengeflechts, atmen Sie tief in den Magen und langsam wieder aus. Visualisieren, fühlen oder sehen Sie eine goldgelbe Sonne, die den ganzen Bereich Ihres Magens und Sonnengeflechts erfüllt. Fühlen Sie, wie Wärme in alle Ihre Organe hinausstrahlt und jedes mit gelbem Licht erfüllt. Fühlen Sie, wie jegliche Anspannung in dem Licht schmilzt und schwindet. Lassen Sie ein Gefühl großen Glückes und tiefer Freude durch die goldene Sonne in Ihren ganzen Körpers strahlen, und jeder Atemzug bringt mehr Licht mit sich. Sie wissen, dass Sie alles erreichen können, was Sie erreichen wollen, und Zuversicht fließt durch Ihr ganzes Wesen.
Bewahren Sie das Gefühl von Zuversicht und Licht tief in Ihrem Inneren und bewegen Sie nun die Zehen. Werden Sie Ihrer Umgebung wieder gewahr, und öffnen Sie bei einem Ausatmen behutsam die Augen.

Affirmationen für das Solarplexus-Chakra

Ich habe immer die Freiheit der Wahl.

Ich bin flexibel und offen für Veränderung.

Ich kann neue Dinge mit Leichtigkeit und Vertrauen erleben.

Ich äußere mich jederzeit auf eine kraftvolle und gesunde Weise.

Ich erlebe Freude in allen Bereichen meines Lebens.

So sei es.

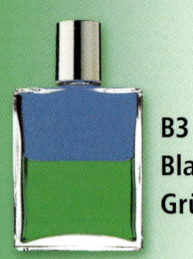

B3
Blau
Grün

4. Chakra – Herz-Chakra

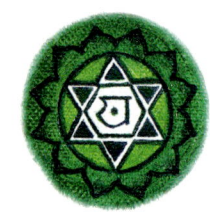

Anahata	Offen sein
Symbol	zwölfblättriger Lotos
Lage	Brustmitte
Element	Luft
Farbe	grün

Das Herz   (Balance)

Drüse	Thymus
Tierkreiszeichen, Regent	Waage, Stier; Venus, Sonne
Note	F
Erzengel	Samael
Edelsteine	Rosenquarz, Malachit, Jade, Smaragd, Azurit, Aventurin
Körperteile	Herz, Lungen, Kreislauf und Blutgefäße
Lebensqualitäten	Liebe, miteinander teilen, liebevolle Beziehungen, mitfühlend
ausgeglichen	Offenheit, Bereitschaft zu teilen, Hingabe; Bereitschaft, sich selbst und anderen zu vergeben; bedingungslose Liebe zu sich selbst und anderen; Fähigkeit, mit den Augen des anderen zu sehen
unausgeglichen	überkritisch, Trennung, Mangel an Liebe, Liebe nur unter Bedingungen; fühlt sich unwürdig, geliebt zu werden; Neid

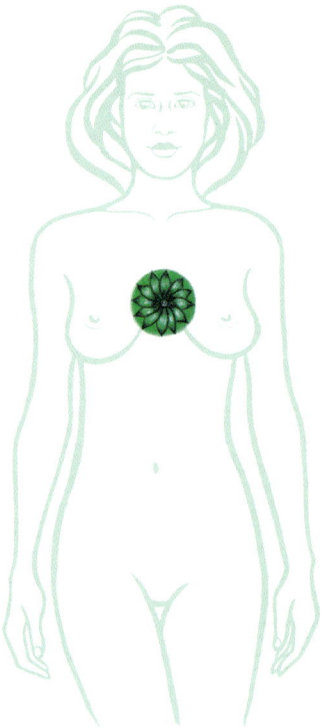

Herz	Balance, emotionale Wärme, Einfühlungsvermögen, Gelassenheit, Zärtlichkeit, Herzensverbindung zu allen Dingen. „Eins-Sein", ein Kanal für die Liebe. Sanftheit, Eifersucht hemmt die Liebe. Zurückweisung, isoliert; wenn unser Herz-Chakra offen und ausgeglichen ist, strahlt unsere bloße Anwesenheit Liebe und Freude aus; Liebe ist der Kern wahrer Heilung, Heilung macht ganz.
Liebe	Dargestellt durch die rosa Energie, kann Liebe nur durch das Grün des Herzens zum Ausdruck gebracht werden. Sie ist die machtvollste und befreiendste Energie. Ein Mangel an Liebe erschwert es dem Herzen, offen zu sein. Schwierigkeiten, Liebe anzunehmen. Anhaltende Liebe, bedingungslose Liebe, Liebe nährt unsere ganze Existenz. Trennung, liebe dich selbst, Liebe ist eine Qualität, die uns und die Welt heilt. Erstickende Liebe, klammernde Liebe. Liebe und Akzeptanz sind für unser persönliches Wachstum von elementarer Bedeutung. Liebe als ein tiefes Empfinden spiritueller Verbundenheit.
Balance	Sich dem Strom des Lebens anzuvertrauen. Emotionales Wohlbefinden, innere Balance, Stabilität, Harmonie. Ein Leben in Balance ist erstrebenswert. Wenn wir im Inneren ausgeglichen sind, können wir hoffen, Ausgeglichenheit auch in alles einfließen zu lassen, was wir in der Welt tun.
Offenheit	Miteinander teilen, Berührung, Verbindung, Freundlichkeit, Verständnis, Hintansetzung des Egos
Akzeptanz	der Art, wie das Leben sich zeigt; ohne Urteilen; Akzeptieren des Einsseins allen Lebens, Selbstakzeptanz, Mitgefühl (Rosa durch Grün)
Raum	Raum geben in Beziehungen, Zeit und Raum für sich genießen, um innere Gelassenheit zu finden. Freiheit, man selbst zu sein und andere sie selbst sein lassen.
Öffnen	Öffnen des Herz-Zentrums erfordert Verständnis und Mitgefühl, Hingabe, Suche nach innen
Beziehungen	Nähe, Hingabe füreinander, Erfüllung, sich geschätzt fühlen. Wir sind verbunden innerhalb eines engen Geflechts von Beziehungen, das sich durch das ganze Leben zieht.

Affinität	Verbindet sich über das Herz mit allen Dingen, Anziehung von Gegensätzen, die danach streben, einander auszugleichen. Sich mit jemandem verbinden.
Heilen	Heilen, die heilende Kraft der Liebe, Gebet, Einheit. Heilen heißt heil und ganz machen.
Vergebung	Vergeben können, sich selbst und anderen. Versöhnung, im Jetzt leben.
Natur	Der grüne Mantel der Natur hat eine beruhigende Wirkung auf uns Menschen. Grün gleich das Herz aus. Stille, Tiere, Pflanzen, Bäume
Mitgefühl	selbstlos anderen geben, akzeptieren
emotionale Bedürfnisse	emotionales Ansprechen auf unsere Bedürfnisse – oder ein Mangel davon
Stille	Zeit allein verbringen, ein Seinszustand, sich ausgeglichen fühlen
Atem	Atem hat mit Luft zu tun (dem Herz-Chakra); jeder Atemzug nährt und stärkt das Kreislaufsystem, welches mit dem Herzen verbunden ist. Das Denken kann durch kontrolliertes Atmen beruhigt werden. Der Atem spielt eine wichtige Rolle in der Chakra-Ausgleichsmassage. Mit Hilfe des Atems können wir Emotionen aus der Vergangenheit lösen und damit unser Bewusstsein weiterbringen. Geben Sie ein wenig Licht auf die Herausforderungen der Vergangenheit.

Nun sind wir an einem zentralen Punkt des Chakra-Systems angelangt. Nach der Wärme der drei Chakras, die unterhalb des Herzens liegen, ist nun eine Veränderung eingetreten, da wir in das Potenzial von Offenheit des Herz-Chakras weitergehen. Damit wir lieben können, müssen alle unsere Chakras gut funktionieren. Das Grün des Herz-Chakras birgt auch das Rosa des Mitgefühls und eine echte Herzensverbindung mit anderen. Sobald wir die unteren Chakras hinter uns lassen und in das Herz weitergehen, üben Geld, Sex und Macht nicht mehr die gleiche Anziehungskraft aus. Die Liebe, die wir in unseren Leben erfahren haben, bleibt für immer in unserer Seele. Liebe ist grenzenlos, bedingungslos und frei.

Eine Meditation für das Herz-Chakra

Entspannen Sie sich, sitzen Sie bequem und schließen Sie die Augen. Lenken Sie die Aufmerksamkeit auf Ihren Atem. Mit jedem Ausatmen lassen Sie los. Sie lassen alle Verletzungen aus der Vergangenheit los und allen Schmerz und jede Anspannung in Ihrem Körper. Halten Sie die Aufmerksamkeit bei Ihrem Atmen, das Sie nun verlangsamen und vertiefen. Fühlen Sie die Ruhe, die nun durch das Herz zieht, und erlauben Sie Ihrem Herzen, ruhiger zu werden und ein wenig langsamer zu schlagen. Visualisieren oder fühlen Sie, wie ein wunderschönes smaragdgrünes Licht in den Bereich Ihres Herzens eintritt, und lassen Sie zu, dass das Grün sich in den ganzen Brustkorb und die Lungen ausbreitet. Fühlen Sie die Ruhe dieses Grüns, die Ruhe und den Frieden im Inneren. Visualisieren Sie eine schöne Szene in der Natur, vielleicht einen stillen Regenwald oder ein grünes Tal. Fühlen Sie die wärmenden Strahlen der Sonne, hören Sie die Vögel in der Ferne, vielleicht das Murmeln eines Baches. Alles ist in Harmonie, Sie fühlen sich eins mit allen Dingen. Verweilen Sie hier ein wenig, umgeben von der Schönheit der Natur. Dann werden Sie Ihres Atmens wieder gewahr, machen einige tiefe Züge, bewegen die Zehen und finden sich wieder in Ihrer Umgebung ein. Wenn Sie so weit sind, öffnen Sie bei einem Ausatmen behutsam die Augen.

Affirmationen für das Herz-Chakra

Jeden Tag liebe und akzeptiere und wertschätze ich mich selbst.

Ich bin Liebe, ich bin Licht, ich bin im Frieden mit mir selbst.

Ich erlaube meiner Liebe, eine machtvolle Kraft in der Welt zu sein.

Ich erlaube meinem Herz-Chakra, hinauszufließen zu allen, die Mitgefühl und Liebe brauchen.

Ich verurteile mich selbst und andere nicht mehr streng. Wir alle tun unser Bestes mit dem Wissen, das wir haben.

Bereits meine Präsenz strahlt Liebe, Freude und Heilung aus.

So sei es.

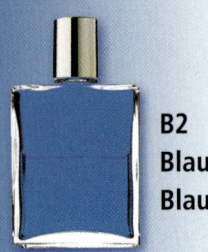

B2
Blau
Blau

5. Chakra – Kehl-Chakra

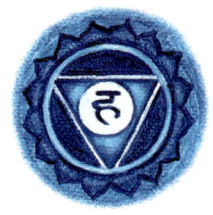

Vishuddha	Läuterung
Symbol	sechzehnblättriger Lotos
Lage	Basis der Halswirbelsäule
Element	Klang/Äther
Farbe	**blau**

Die Kehle (Kommunikation)

In einigen esoterischen Lehren wird das Kehl-Chakra als „der Mund Gottes" oder „Tor zum Bewusstsein" bezeichnet.

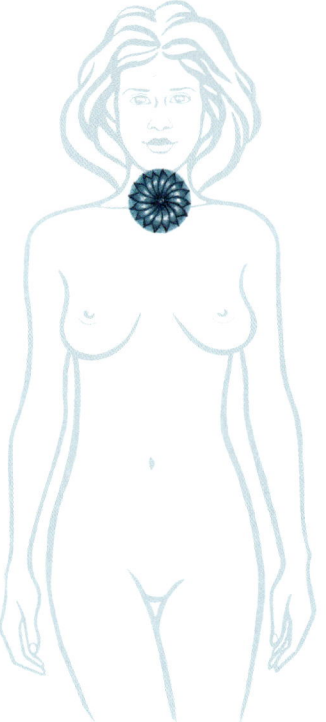

Drüsen	Schilddrüse und Nebenschilddrüsen
Tierkreiszeichen, Regent	Zwillinge, Jungfrau; Merkur, Jupiter
Note	G
Erzengel	Michael
Edelsteine	Türkis, Aquamarin, blauer Achat, Saphir, Sodalith, Chalzedon
Körperteile	Mund, Kehle, Ohren, Hals, Nacken
Lebensqualitäten	Sprechen und Äußern von Wahrheit; Kommunikation, persönliche Integrität, Verpflichtung
ausgeglichen	Gemütsfrieden, Aufrichtigkeit, Willenskraft, Zufriedenheit, klare Kommunikation, Integrität, Frieden
unausgeglichen	Unterdrücken von Gefühlen, Arroganz, Geschwätzigkeit, Klatsch, Halsprobleme, Mangel an aufrichtigem Ausdruck, Mangel an Friede

Kommunikation	Die Gabe des Sprechens. Die Fähigkeit zu lauschen fördert auch gute Kommunikation. Kommunikation spielt überall in unserer Welt und auf einer persönlichen Ebene eine wesentliche Rolle. Der Kommunikation geht es um Verbindung. Unterdrückung von Emotionen reduziert unsere Lebensenergie. Wir haben das Bedürfnis auszusprechen, wie wir uns fühlen, auszudrücken, wann wir verletzt oder wütend sind. Wir beginnen unsere Kraft zu spüren, wenn wir unsere Wahrheit aussprechen. Ohne Kommunikation fühlen wir uns isoliert und getrennt, von der Welt abgeschnitten. Kommunikation ist für unser Wohlbefinden wesentlich.
Sprache	Alle Sprache ist Ton, jeder Ton hat eine Schwingung. Auf Klänge sprechen wir an oder reagieren auf sie.
Kreativität	Kreativität ist letztlich eine Form des Ausdrucks, ob diese Klang ist, Kunst, Tanz oder Bewegung. Kreativität ist ein Prozess der inneren Entdeckung. Jedes Kind lernt, Wörter, Töne und Gesten zu gebrauchen, um seine Wünsche zu erschaffen – was er/sie auch für den Rest des Lebens tun wird.
Vertrauen	Uns selbst und anderen sowie unserer inneren Führung vertrauen zu können. Vertrauen in den göttlichen Willen; Übergabe unseres persönlichen Willens, um ihn dem höheren Willen zu unterstellen.
Frieden	Verbindung, Ruhe, Zentriertheit, Zufriedenheit
Glauben	Alle Zweifel verwerfen; Spiritualität praktizieren im Vertrauen, dass „Dein Wille geschehe".
Schweigen	Zu wissen, wann es Zeit ist, nicht zu sprechen; Gedanken und Gefühlen erlauben, klar zu werden. Unsere innere Stimme kann eine leitende Kraft in unserem Leben werden. Schweigen hilft uns, Worte zu schätzen.
Äther/Klang	Schwingung, unendliche Dimensionen, die Macht des Klanges, uns zu wecken. Klang hat die Kraft, das Immunsystem zu heilen und zu stärken. Klang erschafft und erhält Leben.
Mantras	Heilige Klänge, Meditationen. Sich auf Beruhigung des Denkens besinnen, Ganzheit finden im bewussten Denken. Mantras wirken auf den Geist und den Körper und bringen ein Gefühl von Harmonie, Ordnung, Entspannung und Ruhe. Der Gebrauch von Mantras hat in den meisten esoterischen Schulen Tradition und bringt bestimmte Wirkungen hervor.

Läutern	Um das fünfte Chakra mit Erfolg zu erreichen und zu öffnen, müssen wir eine größere Empfindlichkeit erlangen und unser Bewusstsein verfeinern, um die subtilen Schwingungsbotschaften zu empfangen.
Integrität	Die Wahrheit in allen Bereichen Ihres Lebens aussprechen und anerkennen. Ein Gespür für Ehre; wie Menschen uns wahrnehmen.
Autorität	Ein Gefühl, im Leben keine Wahl zu haben, keine Kontrolle zu haben, kann zu Problemen mit Autorität führen.
spirituell	Mit Hilfe spiritueller Praxis und Lehren finden wir die Fähigkeit, uns selbst zu entwickeln und möglicherweise andere zu inspirieren.
Willenskraft	Das Kehl-Chakra ist direkt verbunden mit dem höheren Willen. Eine Auslieferung an den höheren Willen könnte das Tor zur spirituellen Entwicklung öffnen.
Ohren	Das Kehl-Chakra bezieht sich auf das Hören. Wie gut hören Sie zu, wie gut kommunizieren Sie?
Wahrheit	Wahrheit mit Integrität vermitteln. Ihr Leben jederzeit aufrichtig und ehrlich führen. Ihre Wahrheit zum Ausdruck bringen (Blau im Grün, Herz).
Inspiration, Führung	Es ist so wichtig, Zeit für Stille zu haben, um nach innen zu lauschen. Praktizieren Sie Stille.
Höheres Selbst	Das Kehl-Chakra ist direkt mit dem höheren Selbst verbunden. Lauschen und geführt werden. Klatsch, Lügen und leeres Gerede hinter sich lassen, da es Ihren Geist herabzieht und Ihre Selbstachtung schwächt.

Das Kehl-Chakra ist das Tor zwischen Geist und Körper. Um das fünfte Chakra zu öffnen, bedarf es einer gewissen Läuterung und Sensibilität. Das Element Äther repräsentiert eine Welt der Schwingungen. In das fünfte Chakra einzutreten bedeutet, sich auf das subtile Schwingungsfeld einzustimmen, das uns überall umgibt. Alle Formen von Abhängigkeit – wie Rauchen, Trinken, Drogen, Essen – können das Kehl-Chakra schädigen. Alle genannten Substanzen gelangen durch Mund und Kehle in unseren Körper. Sie trüben unsere Sinne – was verhindert, dass wir über unsere Gefühle sprechen – und blockieren unsere Emotionen beim Äußern unserer Wahrheit.

Man sagt, jedes Chakra auf unserer Chakra-Leiter schwingt schneller und auf einer höheren Ebene als das vorausgehende. Wir alle leben mit Schwingungen, mit dem Rhythmus unseres Atems, den Zyklen des Mondes, mit Tag und Nacht, den Gezeiten des Meeres, dem Puls unseres Herzens – alles ist Rhythmus. Leben ist Rhythmus und Bewusstsein ist Rhythmus. Rhythmus und Veränderung sind grundlegende Aspekte allen Lebens und Bewusstseins.

„Im Herzen eines jeden von uns, wie unvollkommen wir auch sein mögen, schlägt ein lautloser Puls in vollendetem Rhythmus, ein Komplex von Wellenformen und Resonanzen, der absolut individuell und einzigartig ist und uns zugleich mit dem ganzen Universum verbindet. Wenn wir mit diesem Puls in Verbindung treten, kann dies unser persönliches Erleben verwandeln und in mancher Hinsicht auch die Welt um uns verändern." (George Leonard)

Ein Mantra anzustimmen, kann das Kehl-Chakra wecken und läutern. Wir können es mit einem Tanz vergleichen, mit dem Tanz des Lebens. Ram Dass sagte: „Der einzige Tanz, den es gibt."

Die Chakras unterhalb des Kehl-Chakras verlangen ein gewisses Maß an Aufmerksamkeit und Läuterung, damit wir mit dem Kehl-Chakra und den Chakras über diesem effektiv arbeiten können. Jeder Schritt auf der Leiter bringt uns eine Gelegenheit, eine andere Energie wahrzunehmen und zu erleben. Jeder Schritt auf der Regenbogen-Leiter bringt uns der Möglichkeit zur Verbundenheit und Einheit näher.

Eine Meditation für das Kehl-Chakra

Sitzen Sie bequem, entspannen Sie sich, schließen Sie die Augen und gehen Sie in die Stille. Werden Sie sich Ihres Atems bewusst, der langsam herein und hinaus fließt. Lassen Sie beim Ausatmen einen leichten, hörbaren Aaaahhhh-Laut zu. Lassen Sie los von allem Stress und allen Spannungen in Ihrem Körper. Spüren Sie, wie es in Ihrem Denken und Körper ruhiger wird, wie Ihr Atem sich verlangsamt. Visualisieren oder fühlen Sie ein wunderschönes blaues Licht, das sich wie eine Spirale um den Bereich Ihrer Schultern und Ihres Halses windet. Fühlen Sie das Blau des Friedens, das Sie umgibt, und jedes Ausatmen wird friedlicher.

Erleben Sie, wie dieses wundervolle blaue Licht Sie aufbaut und stärkt, während Nacken und Schultern anfangen, sich zu entspannen. Entspannen Sie sich in das Blau.

Verweilen Sie einige Augenblicke in dem Blau der Stille und lassen Sie seine Ruhe Ihr Denken durchdringen. Sehen Sie ihren Geist als diese schöne blaue Energie und Ihre Gedanken als weiße Wolken, die langsam vor der Bläue dahinziehen. Ihr Denken wird ruhiger und still. Entspannen Sie...

Bei einem Ausatmen schließlich werden Sie Ihrer Umgebung wieder gewahr. Bewegen Sie die Zehen und öffnen Sie bei einem Ausatmen behutsam die Augen. Verweilen Sie noch ein wenig in der Stille.

Affirmationen für das Kehl-Chakra

Ich teile meine Gefühle mit Leichtigkeit und Liebe mit.

Jeden Tag finde ich Zeit für die friedvolle Stille.

Ich stärke mich in allen Bereichen meines Lebens.

Voll Liebe und Mitgefühl spreche ich meine Wahrheit aus, das ist wichtig für mein Wohlbefinden.

Ich lausche auf meine innere Stimme und mein höheres Selbst.

Ich vertraue meiner Intuition.

So sei es.

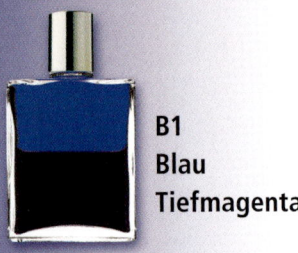

B1
Blau
Tiefmagenta

6. Chakra – Stirn-Chakra oder Drittes Auge

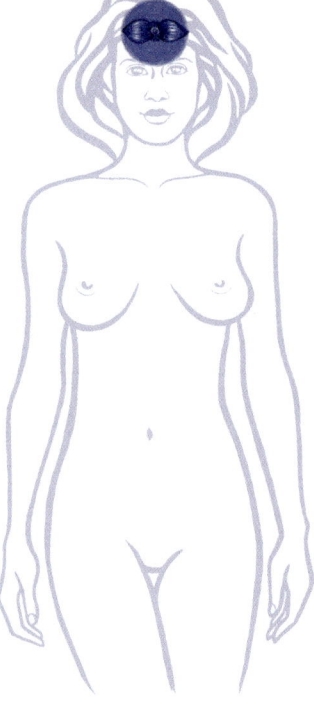

Ajna	Erkenntnis
Symbol	Lotosblüte mit zwei großen Blütenblättern um einen Kreis
Lage	über der Nasenwurzel, zwischen den Augen
Element	Licht
Farbe	königsblau/indigo

Das dritte Auge (Intuition)

Drüsen	Hypophyse
Tierkreiszeichen, Regent	Schütze, Fische; Mond, Neptun, Jupiter
Note	A
Erzengel	Raphael
Edelsteine	Lapislazuli, Saphir, Amethyst, Sodalith
Körperteile	Augen, Gesicht, Schädelbasis, Zirbeldrüse
Lebensqualitäten	visionärer Geist, inneres Wissen, Meditation; kluger Umgang mit der Macht des Geistes
ausgeglichen	intuitiv, vertrauensvoll, Unterscheidungsvermögen, schöpferisch, Klarheit der Wahrnehmung, Ihre eigene Wirklichkeit und Verantwortung des spirituellen Dienstes
unausgeglichen	stolz, dogmatisch, nicht vertrauend, autoritär, manipulierend, ein Gefühl der Unangemessenheit

Hellsichtigkeit	Intuition, mediale Befähigung, mystische Visionen, Vorauswissen. Klares Sehvermögen. Die Welt als Ganzes sehen. Das dritte Auge ist das Zentrum der Intuition und der Hellsicht. Klarheit an den Sinnespforten.
Vision	Inneres und äußeres Sehen. Meditation ist eine nützliche Übung zur Stärkung und Entwicklung des dritten Auges. Die Gabe des Sehens ist die Essenz und Funktion des dritten Auges. Ein visionärer Geist.
Selbsterkenntnis	Wie wir über uns selbst denken und empfinden. Ideen, die uns selbst begrenzen.
Imagination	Mit Ihrem Vorstellungsvermögen können Sie sich etwas Schönes visualisieren, das ist Imagination. Wenn wir die Augen schließen und uns an einen besonderen Zeitpunkt zurückerinnern, können wir uns ein Bild dazu vor Augen rufen.
inneres Wissen	kommt von unserem Sein. Vertrauen in die höhere Quelle, die uns durch die Herausforderungen und Gaben des Lebens leitet.
Weisheit	Weisheit ist das spirituelle Ziel des Stirn-Chakras, Unterscheidung und Wissen. Der Gebrauch dieser Qualitäten (Gold) und die Führung helfen uns, all das Gute zu erlangen, was wir in unseren Leben wollen. Die Macht des Geistes, Weisheit zu erlangen; intuitives Gewahren und Wahrheit (welche ihren Sitz im goldenen Bereich hat, dem komplementären Gegensatz zum Königsblau).
Denken	Die linke Seite des Gehirns kontrolliert rationales und analytisches Denken. Die rechte Seite des Gehirns kontrolliert schöpferische Aktivität. Wenn sie zusammenarbeiten, bringen sie logisches Denken und intuitive Imagination hervor – ein Gleichgewicht. Wenn diese Balance erreicht ist, wirken Affirmationen gut.
Die Vergangenheit	Wir wiederholen eine Lektion, bis wir daraus lernen. Einstellungen, Dinge, die wir aus der Vergangenheit gelernt haben, können wir loslassen, um das Stirn-Chakra zu öffnen. Positives Denken ist wichtig, damit dieses Chakra effizient arbeitet.
Farbe	Farbe entsteht aus den unterschiedlichen Frequenzen des Lichtes. Die warmen Farben Rot, Orange und Gelb haben eine niedrigere Schwingungsfrequenz. Die kühleren Farben Grün, Blau und Violett haben eine höhere Frequenz.

Durch das Aura-Soma Farbsystem lernen wir zu erkennen, welchen Einfluss Farbe in unserem Leben hat. Vicky Wall, die Begründerin des Aura-Soma Systems, pflegte zu sagen: „Du bist die Farben, die du wählst; sie spiegeln die Bedürfnisse deines Wesens wider."

Wir wissen, dass Farben eine psychologische Wirkung auf unsere Energien haben. Ich setzte seit mehr als zwanzig Jahren Farben ein, um Gesundheit und Vitalität wiederherzustellen; anfänglich verwendete ich farbiges Licht und in jüngerer Zeit – die letzten fünfzehn Jahre – führte ich die Aura-Soma Equilibrium-Flaschen ein.

Die Chakras tragen die Frequenz der Farbe und vervollständigen den Aspekt eines Regenbogens im Inneren und Äußeren. Jeder Schritt die Regenbogen-Leiter hinauf lehrt uns ein wenig mehr darüber, wie wir für uns selbst sorgen können. Eine positive und selbstliebende Einstellung zu pflegen, ist eine Technik zum Öffnen des Stirn-Chakras. Hier, im sechsten Chakra, gilt es dem zu vertrauen , was wir auf unserem Weg gelernt haben, und die Herausforderungen, durch die wir gegangen sind, als Gelegenheiten zum Lernen zu erkennen und zu segnen. Dieses Chakra handelt von unseren mentalen Fähigkeiten. Wenn wir eine Vision vor unserem inneren Auge haben und halten, können wir sie schließlich materialisieren.

Eine Meditation für das Stirn-Chakra

Sie sitzen bequem, entspannen sich und schließen die Augen. Lassen sie zuerst alle Anspannung im Kopfbereich los. Entspannen Sie Kiefergelenke und Mimik, entspannen Sie Ihre Zunge im Mund. Entspannen Sie die Augen, so dass Sie das Empfinden haben, dass diese tief in ihre Höhlen sinken. Werden Sie Ihres Atems gewahr, der ruhig hinein und hinaus fließt. Visualisieren oder fühlen Sie eine wunderschöne Spirale aus königsblauem Licht, die sich um Ihre Augen legt, und lassen Sie zu, dass das tiefblaue Licht Ihre Augen, Ihre Ohren, Nase und Ihr ganzes Gesicht füllt. Fühlen Sie die heilende Wirkung des Blaus, das durch Ihr Gehirn zieht und alle aufgestauten Gefühle löst. Fühlen Sie, wie Zufriedenheit langsam über Ihr Antlitz zieht und dann durch Ihren ganzen Körper. Bewahren Sie dieses Empfinden von innerem Frieden und Wissen und öffnen Sie sich nun wieder der Wahrnehmung Ihrer Umgebung. Bewegen Sie die Zehen, und wenn sie so weit sind, öffnen Sie bei einem Ausatmen behutsam die Augen. Verweilen Sie noch einige Minuten in der Stille.

Affirmationen für das Stirn-Chakra

Ich selbst erschaffe meine Welt durch das, was ich denke und tue.

Ich weiß, dass in meiner Welt alles gut ist.

Ich bin offen für alle Möglichkeiten; alles ist möglich, wenn ich positiv denke.

Ich ziehe nur Liebe, Freude und Glück in mein Leben an.

Ich entlasse die Vergangenheit mit Liebe und Segen.

So sei es.

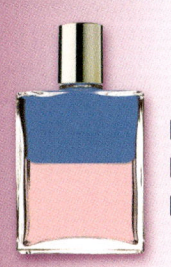

B20
Blau
Rosa

7. Chakra – Scheitel-Chakra

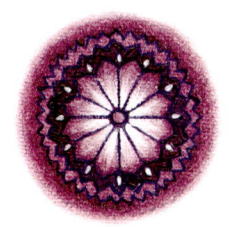

Sahasrara	Das Tausendfältige
Symbol	tausendblättriger Lotos
Lage	Scheitel, höchster Punkt des Kopfes
Element	Kosmos, Gedanke
Farbe	violett

Die Krone   **(Spiritualität)**

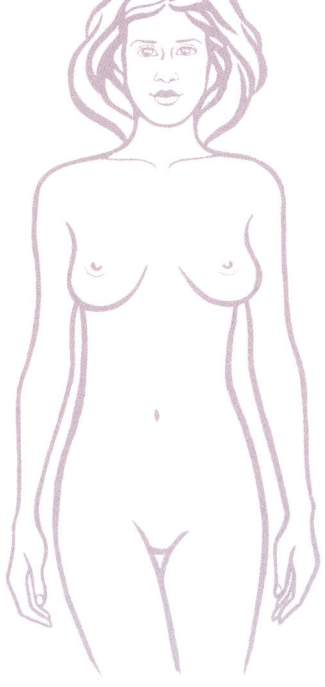

Drüsen	Zirbeldrüse
Tierkreiszeichen, Regent	Wassermann; das Universum; Uranus
Note	H
Erzengel	Jophiel
Edelsteine	Diamant, Bergkristall, Amethyst, Alexandrit, Herkimer-Diamant
Körperteile	Hirnschädel und Gehirn, Hirnanhangsdrüse
Lebensqualitäten	spirituelle Einsicht, Seligkeit, göttliches Bewusstsein, Gewahrsein, Frieden, göttliche Liebe
ausgeglichen	innerer Frieden und Glück, Dankbarkeit, Gefühl des Einsseins mit allen Dingen, reines Bewusstsein, Empfinden der eigenen Bestimmung
unausgeglichen	Gefühl, allein zu sein; Trennung von der Quelle und Leugnung der Spiritualität, Apathie

Bewusstsein	reines Bewusstsein, die wahre Quelle des Selbst
Höhere Ordnung	Läuterung
Spiritualität	spirituelle Läuterung, Selbsterkenntnis, Gewahrsein
Göttliche Liebe	Verständnis der göttlichen Liebe führt zu ewiger Seligkeit.
Gewahrsein	Befreiung, Bedeutung, Aufmerksamkeit, Sinn
Gebet/Meditation	Kann helfen, den Geist zu erden; Meditation kann helfen, ein gewisses Maß an reinem Bewusstsein zu erlangen. Meditation kann Ihrem Scheitel-Chakra ermöglichen, sich zu öffnen, ohne Sie zu überlasten. Manche sagen, es gebe keine bessere Technik zur Entwicklung des Scheitel-Chakras als die Meditation.
Gottheit	Wenn das individuelle Ich/Selbst sich auflöst, Einstimmung auf die höchsten kosmischen Schwingungen.
Erleuchtung	Nicht identifizieren mit etwas oder jemandem, innerer Abstand ohne äußere Bindung. Immer im Frieden. Ein wortloser Zustand reinen Wissens. Höchster Seinszustand. „In der Welt, aber nicht von der Welt." Zustand inneren Friedens und Glücks, eine größere Ganzheit.
Seligkeit	Wahrheit, Bewusstsein. Der höchste Zustand der Existenz. Freiheit. Ehrfurcht und Staunen.

Steigen wir langsam die Regenbogen-Leiter hinauf vom ersten bis zum siebten Chakra, so bringt uns jede Stufe auf der Leiter ein Maß an Freiheit und Gewahrsein durch sieben Ebenen des Gewahrseins. Wir haben die Möglichkeit, Grenzen zu überwinden, Verhaftungen, Traumata, Schmerz und Leid.

Wir haben das Rot (Erde) erforscht, sind über das Orange (Wasser) hinauf zum Gelb (Feuer) gelangt, gingen weiter in das Herz (Luft) und hinauf zur Kehle (Klang) in das Königsblau (Licht) bis zum Höchsten, ins Violett (Gedanke), das Bewusstsein selbst. Auch wenn wir uns unserer Gedanken bewusst sind und wie sie unsere Wirklichkeit gestalten, müssen wir zuerst eine Idee fassen, bevor wir danach handeln können. Es beginnt im Denken, und dann müssen wir die Chakras hinabsteigen, um zu beginnen, es in die Wirklichkeit zu manifestieren.

Im Scheitel-Chakra sind wir vom Basis-Chakra am weitesten entfernt. Man könnte sagen, innerhalb des siebten Chakras ist alles möglich. Wir können bewusst durch die Chakras „reisen", mit der Bereitschaft, uns in harter Arbeit jedem Aspekt unseres Lebens zu widmen. Jedes Chakra verbindet sich mit unseren emotionalen, mentalen, spirituellen und physischen Wesensaspekten, bis wir schließlich im Scheitel-Chakra ankommen. Vielleicht können wir hier alle unsere Erfahrungen in einen Zustand des Gewahrseins und des Einsseins mit allem Leben integrieren.

Vielleicht bedarf es dazu eines ganzen Lebens oder vieler Lebenszeiten.

Eine Meditation für das Scheitel-Chakra

Sitzen Sie in einer behaglichen Position und schließen Sie sanft die Augen. Richten Sie Ihre Aufmerksamkeit auf das Atmen, atmen Sie langsam ein und aus. Beginnen Sie mit dem Entspannen Ihrer Zehen und Füße, entspannen Sie die Beine und fühlen Sie eine lebendige, rote Energie von Ihren Füßen bis zum Basis-Chakra emporsteigen. Gehen Sie langsam weiter herauf, entspannen Sie alle Organe tief in Ihrem Inneren und fühlen Sie eine strahlend orange-farbene Energie, die den unteren Bauchraum erfüllt. Gehen Sie in Gedanken weiter herauf bis zum Solarplexus, und entspannen Sie sich in die gelbe Energie. Sie gehen weiter herauf in den Bereich von Herz und Lungen. Sie atmen tief aus, entspannen sich in die grüne Energie und lassen los. Ziehen Sie Ihre Aufmerksamkeit nun langsam in die Halsgegend herauf, atmen Sie die blaue Energie ein und entspannen Sie weiter. Gehen Sie noch weiter, bis zum Gesicht, und erlauben Sie ihm, sich zu entspannen. Atmen Sie die königsblaue Energie tief ein. Gehen Sie schließlich hinauf bis zum höchsten Punkt des Kopfes und tauchen Sie diesen in eine sanfte, violette Energie. Verweilen Sie einige Minuten in diesem beruhigenden und schönen Violett und verbinden Sie sich mit Seligkeit und Licht. Baden Sie in göttlicher Liebe, Liebe von oben.

Erinnern Sie sich nun wieder des Regenbogens, der Sie sind. Öffnen Sie sich der Wahrnehmung Ihrer Umgebung. Bewegen Sie die Zehen und öffnen Sie bei einem Ausatmen behutsam die Augen. Verweilen Sie einige Minuten in der Stille, atmen Sie dabei langsam und tief ein und aus.

Affirmationen für das Scheitel-Chakra

Ich weiß, dass ich immer versorgt bin.
Ich schätze alles, was ich in meinem Leben habe.
Ich bin dankbar für alle die Menschen,
die mich lieben und akzeptieren;

mein Leben ist in jeder Hinsicht erfüllt.
Ich erschaffe nur Freude, Liebe, Harmonie, Frieden
und Schönheit in meinem Leben.
So sei es.

AURA-SOMA®

Das Aura-Soma Farbsystem wurde im Jahre 1983 von Vicky Wall in England erschaffen. Vicky war sechsundsechzig Jahre alt und blind, als sie durch Gebet und Inspiration in der Meditation die ersten Flaschen empfing.

Anfang 1991 starb Vicky Wall. Mike Booth, seit sieben Jahren ihr engster Mitarbeiter und Helfer, wurde in der Folge der Leiter von Aura-Soma. Heute arbeiten und reisen Claudia und Mike Booth unermüdlich und verbreiten über Seminare, Kurse und Ausbildungen das Aura-Soma Farbsystem auf der ganzen Welt.

Alles, was Vicky in ihrem Leben erlebt hatte, schien eine Vorbereitung zu sein für die Herstellung der jeweils zur Hälfte mit Wasser und Öl gefüllten Fläschchen, die wir heute als die Aura-Soma Equilibrium-Flaschen kennen.
Jede der zweifarbigen Flaschen enthält eine flüssige Mischung der natürlichen Energien von Kräutern, Pflanzen, Kristallen, Edelsteinen und aromatischen Essenzen.

Der obere Teil auf Öl-Basis enthält Kräuter-Energien in Gestalt ätherischer Öle. Er schwimmt leicht auf dem unteren Teil auf Wasser-Basis, der Pflanzen-Auszüge enthält.

Beide Abschnitte enthalten Edelstein- und Kristall-Schwingungen sowie die Wellenlängen von Farbe. Wenn Sie den Inhalt der Flaschen auf dem Körper Ihres Klienten zur Anwendung bringen, helfen Sie ihm, die Balance auf allen Ebenen zurück zu erlangen, zusammen mit den Pomandern, Quintessenzen, Farbessenzen, ArchAngeloi-Essenzen, Kristallen und der Zugabe von geeigneten Klängen.

Wir könnten dies als eine umfassende „Ganzheitliche Heilbehandlung" bezeichnen.

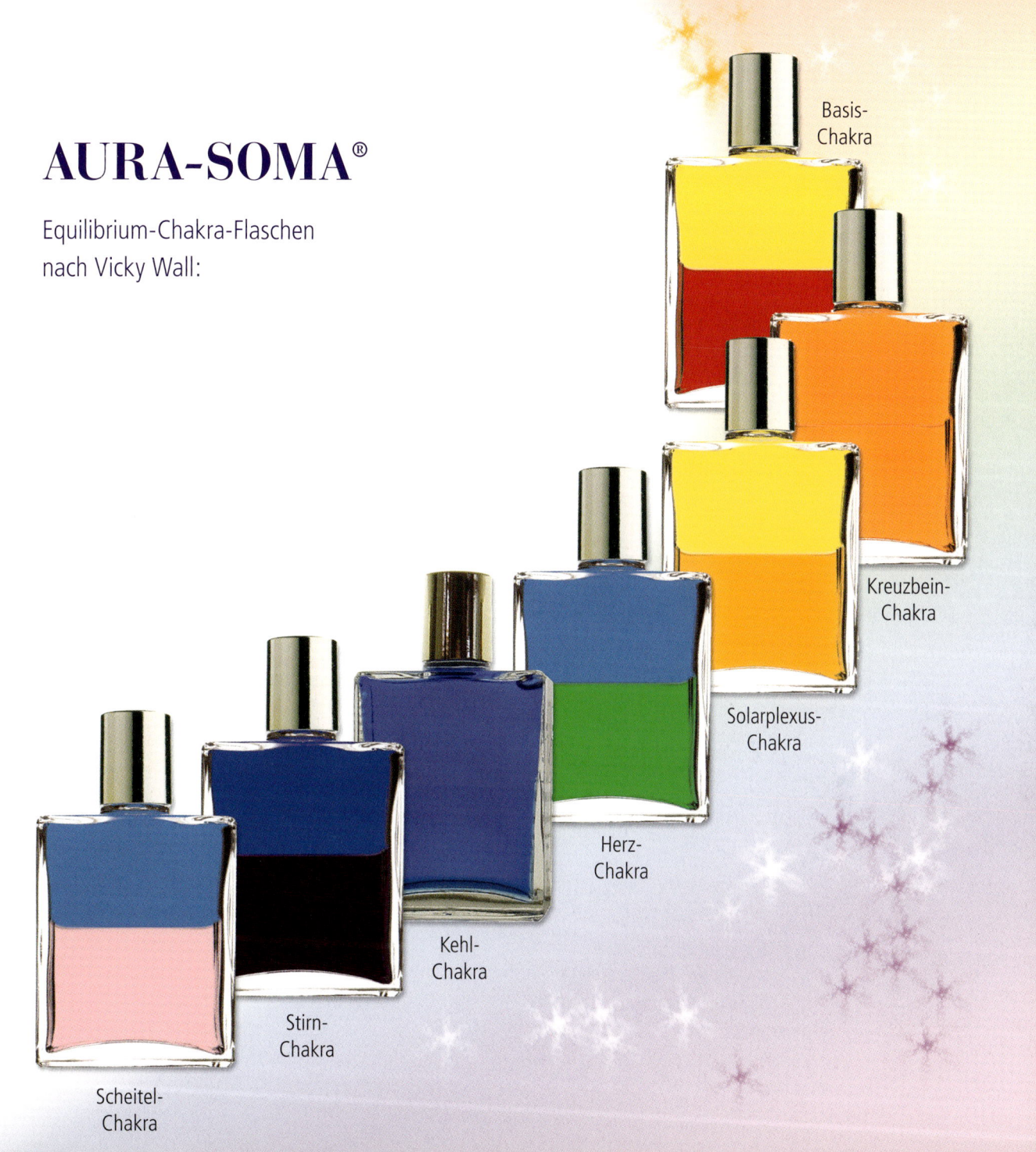

AURA-SOMA®

Equilibrium-Chakra-Flaschen
nach Vicky Wall:

Basis-
Chakra

Kreuzbein-
Chakra

Solarplexus-
Chakra

Herz-
Chakra

Kehl-
Chakra

Stirn-
Chakra

Scheitel-
Chakra

AURA-SOMA® Equilibrium-Flaschen für die sieben Chakras

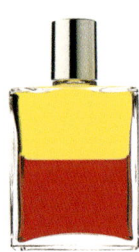

B5 – gelb/rot – Sonnenuntergang/Sonnenaufgang – Basis-Chakra
Verschüttelt sich zu einem hellen Rot/Orange/Koralle

Das Rot spricht Herausforderungen wie Wut, Groll oder Frustration aus der Vergangenheit an. Rot kann helfen, Energie und Vitalität, Gewahrsein und Mut zu steigern.

Das Gelb im oberen Abschnitt kann bei den Ängsten helfen, die aus dem Unterdrücken von Wut und Groll entstehen. Gelb kann bei dem Lösungsprozess helfen, der die Einsicht des Orange bringt.

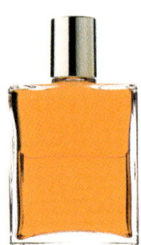

B26 – orange/orange – ätherisches Wohlbefinden – Kreuzbein-Chakra
Verschüttelt sich zu Orange

Das Orange spricht die Herausforderungen von Erschütterungen und Traumata aus der Vergangenheit an und ermöglicht, dass sie sanft aufgelöst werden.

Das Orange hilft bei Einsicht, Wissen und Kreativität.

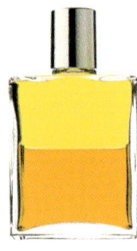

B4 – gelb/gold – Sonnenlicht-Flasche – Solarplexus-Chakra
Verschüttelt sich zu einem hellen Gold

Das Gold spricht tiefe Ängste aus der Vergangenheit an.

Das Gelb spricht Ängste und Befürchtungen des Alltags an. Beide – Gelb und Gold – helfen, Freude, Weisheit und Glück zu bringen.

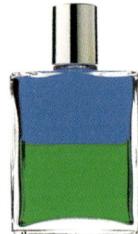

B3 – blau/grün – Herzflasche – Herz-Chakra
Verschüttelt sich zu einem dunklen Türkis

Das Grün spricht Herzensangelegenheiten an, die unterdrückt oder verdrängt wurden, vielleicht mangels Entscheidungsfindung oder persönlichen Freiraums. Grün bringt dem Herzen Wachstum und Balance.

Blau spricht Fragen des Vertrauens in Herzensdingen an, hilft bei Kommunikation und Vertrauensthemen.

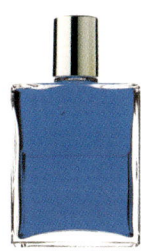

B2 – blau/blau – Friedensflasche – Kehl-Chakra

Verschüttelt sich zu Blau

Blau spricht alle Themen an, die mit Frieden, Vertrauen und Autorität zu tun haben, sowie Schwierig-keiten in der Kommunikation.

Kann helfen, Frieden und Ruhe zu bringen.

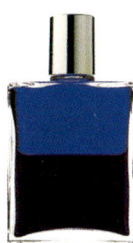

B1 – blau/tiefmagenta – körperliches Notfallöl – Stirn-Chakra

Verschüttelt sich zu Tiefmagenta

Wird an der Stirn („Drittes Auge") und am Hinterkopf verwendet. Kann dazu beitragen, ein Empfin-den von Klarheit, Intuition und göttlicher Liebe zu bringen. Kann helfen bei dem Gefühl, allein und von den Menschen getrennt und abgeschnitten zu sein.

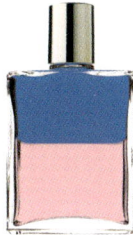

B20 – blau/rosa – Sternenkind – Scheitel-Chakra

Verschüttelt sich zu Violett

Eine schöne Kombination für die Gesichtsmassage. Rosa steht für bedingungslose Liebe und Fürsor-ge, blau für Frieden und Harmonie, hilft bei Kommunikation und Integrität.

DIE POMANDER

In der Serie der Pomander gibt es fünfzehn verschiedene Farben. „Pomander enthalten die Energien von Farben, Pflanzen und Kristallen; sie sind eine Kombination von neunundvierzig Pflanzenextrakten und ätherischen Ölen. In jedem Pomander sind sieben verschiedene Pflanzen, die aufgrund ihrer Farben mit jedem der sieben Chakras in Verbindung stehen; insgesamt sind es neunundvierzig Pflanzen." (Mike Booth, Das Aura-Soma Handbuch, Grafing 2007)

Die Pomander wirken auf das elektromagnetische Feld, das unseren physischen Körper umgibt, und helfen, unser Energiefeld zu schützen und zu reinigen. Innerhalb dieses Feldes nehmen wir negative Energien von Menschen und Situationen auf. Wenn Schutz gefragt und vonnöten ist, denke ich immer zuerst an die Pomander. Für mich als Physiotherapeutin ist es sehr wichtig, dass vor und nach jeder Massage ein Pomander verwendet wird. Ich habe erlebt, wie es ist, wenn meine Lebenskraftenergie geschwächt wird, weil ich über längere Zeit ohne Schutz mit und an Menschen arbeite. Ich war drei Monate lang sehr krank und unfähig, auch nur das Geringste zu tun. Wenig später kam ich mit dem Aura-Soma Farbsystem in Berührung und erlebte die wundervollen Qualitäten der Pomander. Ich konnte spüren, welchen Unterschied sie ausmachten, sobald ich sie verwendete.

Bei unserer Chakra-Ausgleichs-Massage verwenden wir die folgenden Pomander über den sieben Chakras, als eine Hilfe zur Ausrichtung der feinstofflichen Körper. Sie können die Pomander auch intuitiv nach ihrer Farbe auswählen.

DIE SIEBEN POMANDER FÜR DIE SIEBEN CHAKRAS

Dunkelroter Pomander .... Basis-Chakra
Orange Pomander .... Kreuzbein-Chakra
Gelber Pomander .... Solarplexus-Chakra
Smaragd- oder olivgrüner Pomander .... Herz-Chakra
Saphir- oder königsblauer Pomander................... Kehl-Chakra
Violetter/Königsblauer Pomander .... Stirn-Chakra
Violetter/Tiefmagenta Pomander .... Scheitel-Chakra

Dunkelroter Pomander

Basis-Chakra

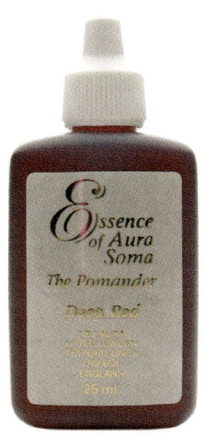

Arbeiten Sie intuitiv an den feinstofflichen Energien. Um den Bereich des Basis-Chakras zu verwenden.

Bei der Chakra-Massagetechnik ist der dunkelrote Pomander sehr zu empfehlen. Die Energien des dunklen Rots habe ich bei jeder Körperarbeit als sehr schützend empfunden. Lassen Sie uns betrachten, warum wir das Dunkelrot wählen, um eine Sitzung zu beginnen.

Schutz	Das Dunkelrot besitzt eine sehr starke schützende Qualität, die für den Klienten wie auch für Sie selbst großartig ist.
Energetisieren	Es ist immer gut, Energie in die Massage zu bringen, besonders für den Behandler. Dies kann helfen, wenn Ihre Energie schwächer oder erschöpft ist, besonders wenn Sie im Lauf des Tages viele Massagen geben.
Klären	Das Dunkelrot kann helfen, das elektromagnetische Feld zu stärken, das den physischen Körper umgibt. Es kann auch verwendet werden, um Energien des Landes zu reinigen, besonders geheiligter Bereiche. In Zentralaustralien empfinden viele Menschen, die mit Gemeinschaften im Busch arbeiten, das Bedürfnis nach einem starken Schutz, und so wird Dunkelrot gebraucht. Kann auch verwendet werden für das Klären hinderlicher Energie in einer häuslichen Situation.
Erden	Wenn Sie irgendeine Körperarbeit machen (oder irgendeine innere oder spirituelle Entwicklung), ist es sehr wichtig, dass Sie geerdet sind. Das Dunkelrot bringt Sie sehr schnell auf die Erde.
Wärmen	Das Dunkelrot bringt eine Wärme mit, ein Gefühl von zusätzlicher Energie fließt in und um Ihren Klienten wie auch um Sie selbst.

Vicky Wall pflegte zu sagen: „Es bringt nichts, so himmlisch zu sein, dass Sie auf Erden mehr einsatzfähig sind." Dies ist wahr.

Oranger Pomander

Kreuzbein-Chakra

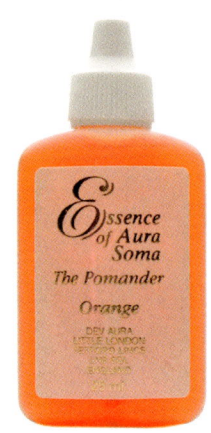

Um den Bereich des Kreuzbein-Chakras zu verwenden. (rot + gelb)
Ich finde diesen Pomander überaus erstaunlich in der Art, wie er in vielen Situationen zu helfen vermag. Den orangen Pomander verwende ich bei jedem Klienten, den ich sehe, da jeder im Laufe seines Lebens auf irgendeiner Ebene seines Wesens Schocks erlebt hat.

Schock/Trauma	Tiefe Schocks können auf eine überaus sanfte Weise angesprochen und losgelassen werden. Es wirkt rasch auf das bewusste Denken, so dass alle Traumata der Vergangenheit gelöst werden, ohne dass man das Ereignis nochmals emotional erlebt.
Kinder	Auch Kinder erleben Schocks. Das Orange kann helfen, diese Erlebnisse sanft aufzulösen. Ich habe viel mit Kindern und Traumata gearbeitet und schätze den orangen Pomander sehr. Kinder lieben auch den Duft des Orange. Es kann auch bei Bettnässen und Alpträumen gebraucht werden; das Kind verwendet den Pomander selbst.
Wärmen	Das Orange hat auch eine wärmende Wirkung auf den Körper und das Gemüt (da es immer noch viel rote Energie enthält). Es hilft, ein Gefühl von Entspannung und Seligkeit zu finden. Es kann helfen, die Temperatur von Körper und Aura zu regulieren, was wiederum dazu beitragen kann, das Gleichgewicht wiederherzustellen.
Frühere Leben	Häufig erleben oder erfahren Menschen während der Körperarbeit etwas über frühere Leben. Der orange Pomander kann sehr wohltuend helfen, Themen aus der Vergangenheit zu befreien, so dass man im Leben voranschreiten kann.
Seligkeit	Wenn der orange Pomander um den Körper herum eingesetzt wird, mag sich auf irgendeiner Ebene ein Gefühl von Seligkeit einstellen. Ein tiefes Empfinden von Wissen und Akzeptanz ist möglich.

Gelber Pomander

Solarplexus-Chakra

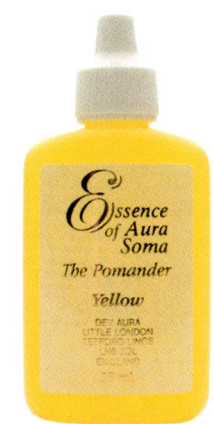

Um den Solarplexus-Bereich zu verwenden (gelb)
Das Gelb bringt Sonnenschein in Ihr Leben, besonders wenn Sie sich niedergeschlagen fühlen. Es ist ein wenig, als badete man in einer goldenen Sonne.

Furcht und Angst   Sehr nützlich bei Gefühlen von Furcht oder Angst. Kann verwendet werden in Zeiten erhöhter Nervosität im Studium, vor Examen oder Bewerbungsgesprächen. Das Gelb kann auf einer intellektuellen Ebene helfen, loszulassen und sich dem Fluss der Energien anzuvertrauen.

Entgiftung   Das Gelb kann die Beseitigung von Toxinen aus dem Körper unterstützen, besonders beim Auflösen von Abhängigkeitsmustern. Ausscheidung/Fließen

Wissen   Gelb kann helfen beim Erlangen von Selbsterkenntnis.

Freude   Das Gelb ist die sonnige Seite von uns selbst. Freude und Glück in unserem täglichen Leben erfahren. Das Gelb besitzt eine aufbauende Qualität, wie eine Erinnerung an lange Sonnentage in der Kindheit.

Depression   Es kann extrem nützlich sein während der kalten Wintermonate. Wenn kein Sonnenschein da ist, fühlen die Menschen sich oft niedergeschlagen. Das Gelb kann in Zeiten geringer Selbstachtung und Negativität helfen. Gelb vermag zu klären und zu reinigen.

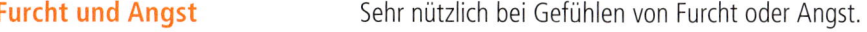

Smaragd- oder olivgrüner Pomander

Herz-Chakra

Über dem Herz-Chakra zu verwenden. (gelb + blau)
Smaragdgrün wirkt wunderbar bei allen emotionalen Themen, die mit dem Herzen oder Gefühlen zu tun haben. Wenn eine Beziehung auseinander gegangen oder wenn das Herz beschwert ist, lässt sich der smaragdgrüne Pomander oft mit gutem Ergebnis einsetzen. Olivgrün für Hoffnung.

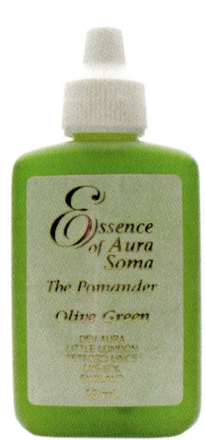

Klären und Reinigen	Beide Grüntöne wirken gut auf dieser Ebene. Smaragdgrün ist wie ein Spaziergang durch einen Pinienwald im Süden, es vermittelt ein Gefühl von Raum und Frische. Klären, was in der Vergangenheit gewesen ist; die Fähigkeit, zu grüneren Weidegründen weiterzuziehen, zu einem neuen Raum und Platz. Hilft dem Behandler, zwischen den Klienten einen neuen Raum zu klären.
Natur	Die Fähigkeit, sich mit der Natur zu verbinden, mit den Bäumen, den Devas und der Gitterstruktur der Erde und ihren Energien. Ruhe und Raum. Der Aufenthalt in der Natur beruhigt Herz und Seele, ein Empfinden von Zugehörigkeit und Frieden.
Ausrichtung	Der Smaragd hilft uns, unsere eigene Wahrheit zu finden.
Entscheidungen	Verbinden über das Herz, um die richtigen Entscheidungen zu treffen.
Gefühle	Unsere Gefühle würdigen, unser Herz ausdehnen, Vergebung zulassen, das Herz öffnen.
Klaustrophobie	Hilft in beengten Räumen, unseren eigenen Raum zu erweitern. Bewahrt uns davor, uns selbst zu verlassen. Ideal zum Fliegen, hilft als ein Mittel gegen (Luft)Verschmutzung, macht unseren Raum frei.
Balance	Ein Gefühl von Balance, von Gleichgewicht in unser Leben zurückgewinnen. Das Grün verheißt Neubeginn und Hoffnung.

Saphir- oder königsblauer Pomander

Kehl-Chakra

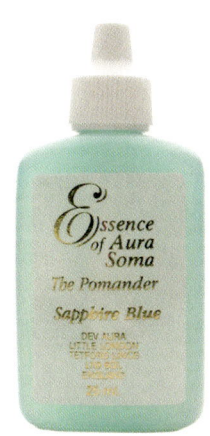

Über dem Kehl-Chakra zu verwenden. (blau)

Im Lauf der Jahre habe ich sehr viel Körperarbeit bei todkranken Menschen gemacht. Die blauen Pomander können helfen, Frieden zu bringen und das Gefühl, nicht allein zu sein; sie vermitteln die Ruhe, welche die Reise auf die andere Seite hinüber umgibt. Die Pomander helfen auch den Angehörigen, den Verlust ihres lieben Verwandten zu akzeptieren. Als meine Mutter sehr krank war, verwendete ich den königsblauen Pomander um sie herum, und bereits am nächsten Tag machte sie sich bereit, in Frieden hinüberzugehen.

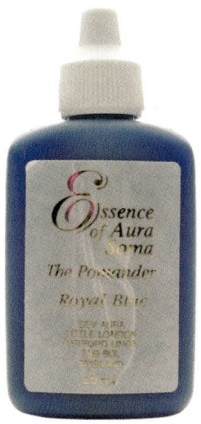

Kommunikation Beide Blautöne können dem Ausdruck helfen, der Fähigkeit, Wahrheit aufrichtig und auf friedliche Weise, anstatt in heftiger Form zu äußern. Eine gute Beziehung beruht auf Kommunikation.

Glauben und Vertrauen Das Blau kann helfen, Glauben zu verstehen, eine Hingabe an den höheren Willen. Wissen, dass wir immer versorgt werden und diesem Glauben, dieser inneren Führung vertrauen.

Frieden Inneren Frieden zu finden, kann schwer sein in diesen Tagen der Angst und Verwirrung in der Welt. Dieser Frieden ist eine tiefe Verbindung auf einer tiefen Ebene. Ihr Leben in Frieden leben, Frieden praktizieren, Meditation und Gebet praktizieren.

Höheres Denken Das Königsblau verbindet sich mit Hellsichtigkeit und Telepathie, jenen Formen der „Kommunikation, die durch uns, nicht von uns" kommen. Inspiration von der anderen Seite.

Violetter / königsblauer Pomander

Stirn-Chakra

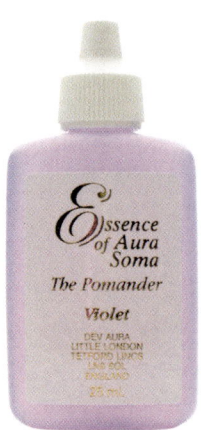

Gebrauchen Sie ihn im Bereich des Stirn-Chakras. Violett (rot + blau), Königsblau (blau + rot)

Beide Pomander können über dem Stirn-Chakra verwendet werden. Beide haben eine beruhigende Wirkung auf das Gemüt. Das Königsblau verbindet sich mit der Intuition, das Violett hilft beim Zugang zur spirituellen Seite des Lebens. Wählen Sie intuitiv, welches für Sie richtig ist.

Trauer	Der violette Pomander kann Trauer aus der Vergangenheit oder in der Gegenwart sanft lösen.
Spirituell	Der Einsatz des violetten Pomanders kann uns helfen, unsere Mission oder Bestimmung zu begreifen und zu verstehen, wie wir dienen können. Vicky Wall verwendete den violetten Pomander als eine tägliche Zuneigung für jeden, mit dem sie in Kontakt kam.
Meditation	Das Violett ist hilfreich vor der Meditation oder dem Gebet. Es beruhigt das Gemüt, bringt es in einen Raum der Ruhe.
Drittes Auge	Das Königsblau hilft uns, die höheren Bereiche der Kommunikation zu verstehen, unserer Intuition zu lauschen und uns von ihr leiten zu lassen. Zum Öffnen der Sinne in allen Bereichen des Lebens.
Schutz	Der königsblaue Pomander kann uns Schutz bieten, wenn wir die höheren Bereiche erkunden, um eine gewisse Sensitivität einzubringen.

Violetter/Tiefmagenta Pomander

Scheitel-Chakra

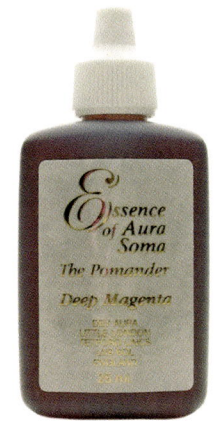

Über dem höchsten Punkt des Kopfes / dem Scheitel-Chakra zu verwenden. (magenta = rot + violett)

Beide Pomander können oberhalb des Scheitel-Chakras verwendet werden. Beide Pomander sind sehr sanft. Der violette verbindet mehr mit dem geistigen, der magenta Pomander mehr mit dem fürsorgenden Aspekt der Dinge.

Göttliche Liebe
Der magenta Pomander verbindet mit göttlicher Liebe, Liebe von oben. Wissen, dass wir immer den Aspekt des Göttlichen in uns haben. Wir können uns mit jener Liebe verbinden, wann immer wir dies wünschen, und sie mit der Hilfe des magenta Pomanders erreichen.

Liebe zu den kleinen Dingen
Der magenta Pomander hilft uns daran zu denken, die Liebe in die kleinen Dinge im Leben zu geben. Eine Qualität, die etwas Neues in unser Gewahrsein bringt. Einer meiner liebsten Aussprüche stammt von Mutter Teresa: „Wir können keine großen Dinge tun, nur kleine Dinge mit Liebe." Dies ist Magenta in seiner allerschönsten Energie.

Beruhigend
Beide Pomander wirken sehr beruhigend, und doch aufgrund ihres Gehalts an roter/violetter Energie auch energetisierend. Das Violett bringt Ruhe in jede Situation.

Transformation
Das Violett hilft uns in der Transformation. Das Magenta hilft uns, die göttliche Liebe zu akzeptieren, dass wir verdienen, in jeder Weise geliebt zu werden in dem, was wir tun und sagen.

Pomander, die nicht direkt ein Bestandteil der Chakra-Massagetechnik sind, aber nach intuitivem Empfinden verwendet werden können.

Einige Schlüsselbegriffe zu jedem Pomander
(ausführlichere Informationen im Aura-Soma Handbuch von Mike Booth)

Weiß

Gut zur Reinigung von Räumen und Kristallen. Kann für alle Chakras verwendet werden.

Rosa

Bringt die Energie der Liebe ein, Liebe zu anderen und zu uns selbst. Wärme und Fürsorge, hilft bei aggressiven Situationen und Vergebung.

Rot

Für Schutz im Alltag, gut für Kinder in der Schule, auch energetisierend.

Koralle

Klugheit in der Liebe; besonders Angelegenheiten, die mit unerwiderter Liebe zu tun haben. Koralle kann auch bei starken Traumata und Schocks verwendet werden.

Gold

Gold ist eher für irrationale Ängste und Phobien, oft bei Ängsten aus der fernen Vergangenheit. Vertrauen in die tiefe innere Weisheit.

Olivgrün

Olivgrün enthält eine Menge Gelb, das beim Auflösen von Ängsten hilft, die mit Gefühlen zu tun haben. Ein wichtiger Pomander zur Anwendung zwischen zwei Behandlungen, um den Raum zwischen den Klienten zu klären. Weibliche Führerschaft, Mitgefühl aus dem Herzen

Türkis

Wunderbar in der Anwendung, wenn Sie mehr Kreativität brauchen. Hilft, Gefühle aus dem Herzen zum Ausdruck zu bringen. Ideal für die Kommunikation mit vielen Menschen

DIE QUINTESSENZEN

Die Quintessenzen wirken in den astralen und ätherischen Feldern, die vom physischen Körper aus weiter hinaus reichen. Sie sind eine lichtere und subtilere Energie, die die allerpositivsten Energien des jeweiligen Farbstrahles einbringen. Jede Quintessenz bezieht sich auf eine Meister-Schwingung und bringt bestimmte Qualitäten und Erfahrungen ein. Es gibt fünfzehn Quintessenzen verschiedener Farben. Meine Erfahrung bei der Verwendung von Quintessenzen bei der Massagearbeit ist, dass sie eine höhere Verbindung einbringen, eine wundervolle Präsenz, die oft sowohl von dem Klienten als auch von mir selbst gespürt wird. Je mehr ich die Quintessenzen verwende – so habe ich festgestellt –, desto mehr Licht scheint hindurchzukommen, ein Gefühl von Erstaunen, Ehrfurcht, Unterstützung und Mitgefühl für die ganze Menschheit.
Wir verwenden eine Quintessenz intuitiv zum Abschluss einer Sitzung. Das ist ein wenig so, wie das Beste für den Schluss aufzubewahren. Es rundet eine Massage-Sitzung in jeder Hinsicht ab.

Schlüsselbegriffe zu jeder Quintessenz
(ausführlichere Informationen im Aura-Soma Handbuch von Mike Booth)

El Morya – Hellblau
Eine Fülle an Frieden und Harmonie. Dein Wille geschehe. Dies ist eine wunderbare Quintessenz zur Anwendung bei Sterbenden. Ich verwendete sie um meine Mutter, und ihr Hinübergang war ein sehr friedlicher.

Kuthumi – Hellgelb
Hilft, Weisheit, Liebe und Wissen einzubringen. Verbindet mit den Deva-Reichen, den Engel-Reichen und dem Menschenreich und versteht, wie wir alle zum Wohle des Ganzen zusammenarbeiten können.

Lady Nada – Hellrosa
Hilft gegen Negativität. Bringt die höchste Schwingung bedingungsloser Liebe und Fürsorge in das Aura-Feld. Dies ist eine ideale Quintessenz, um Liebe für Ihren Klienten einzubringen.

Hilarion – Hellgrün

Kann bei neuen Ausrichtungen und Entscheidungen helfen, indem es einen neuen Raum erschafft, in den man weitergehen kann. Wann immer ich nicht weiter wusste – so habe ich festgestellt –, gebrauchte ich Hilarion. Diese Quintessenz hat viel Licht in die Angelegenheiten gebracht, und ich vermochte klare Entscheidungen zu fällen. Sehr reinigend und klärend.

Serapis Bey – Klar

Entgiftet auf allen Ebenen. Wunderbar zum Klären dessen, was in der Vergangenheit gewesen ist, und um zu helfen, das Leiden zu beseitigen. Karmische Absolution. Die Gelegenheit, in ein neues Licht einzutreten, um den eigenen Pfad klarer zu sehen
Ich verwende Serapis Bey zur Reinigung aller meiner Kristalle und nach jeder Sitzung. Ich nehme Serapis auch, wenn ich reise und an anderen Orten übernachte, um mich zu schützen und jegliche negativen Energien zu klären.

Christus – Rot

Ermöglicht, das Opfer zu verstehen durch den Prozess des Erwachens und Gewahrseins. Bringt Fürsorge und Mitgefühl ein und bietet in der roten Energie sehr viel Schutz. Verbindet mit der Kundalini und den Erdenergien.

Saint Germain – Hellviolett

Hilft, tiefer Trauer loszulassen und ein gewisses Maß an Frieden und Ruhe einzubringen. Kann als Katalysator wirken und negative Energien in positive umwandeln. Viele Menschen, die mit Massage arbeiten, fühlen sich zu Saint Germain hingezogen, um anderen zu dienen. Saint Germain wirkt gut in Verbindung mit Meditation und jeglicher Massagearbeit.

Pallas Athene – Hellmagenta

Hilft, uns an unsere Träume zu erinnern. Unterstützt Wohlstandsdenken und Kreativität. Bringt Liebe und Schönheit in all die kleinen Dinge, die wir tun. Ich verwende Pallas Athene häufig um meine weiblichen Klienten, um ihnen zu helfen, die innere Schönheit zu sehen.

Orion und Angelika – Rosa

Diese zwei großen Engel eröffnen und beschließen jeden Tag. Gut zu verwenden zu Beginn oder am Ende jedes neuen Projekts. Diese Quintessenz wird oft als die Reise-Essenz bezeichnet. Bei Aura-Soma lernen wir, wie sie bei Jetlag und zur Sicherheit auf Reisen hilft. Gut zu verwenden bei Entbindungen und auch am Ende der Lebensreise auf der physischen Ebene.

Lady Portia – Gold

Hilft uns, über andere und über uns selbst nicht zu urteilen und zu richten, hilft auch, freundlich zu uns selbst zu sein. Lässt zu, dass sich Mitgefühl in unserer Alltagswelt entwickelt. Barmherzigkeit, Liebe, Weisheit und Balance. Verwenden Sie diese Quintessenz um Menschen, die sich selbst gegenüber zu hart sind.

Lao-Tse und Kwan-Yin – Hellorange

Kann helfen, Schocks und Traumata aus der Vergangenheit auf einer sehr tiefen Ebene zu klären. Verbindet mit der uralten Weisheit des Ostens. Verständnis von Erbarmen und Mitgefühl, die Fähigkeit, Einstellungen und Lebensmuster zu ändern.

Dies ist eine wunderbare Quintessenz, um auf sanfte Weise Schocks aufzulösen, besonders aus früheren Leben. Sie vermag ein Gefühl von tiefem Frieden und Akzeptanz zu vermitteln.

Sanat Kumara und Lady Venus Kumara – Hellkoralle

Mutter- und Vater-Prinzip auf höchster Ebene. Bei tiefen emotionalen Erschütterungen zu verwenden. Der intensive Pfefferminz-Duft wirkt sehr klärend und reinigend. Vicky Wall pflegte zu sagen: „Im Zweifelsfalle, nimm die Kumaras."

Maha Chohan – Helltürkis

Der Maha Chohan ist der Lehrer der Lehrer. Diese Quintessenz hilft, sich durch das Herz und den schöpferischen Aspekt des Lebens Ausdruck zu verleihen. Kann bei der Kommunikation im großen Rahmen helfen, aber auch bei Computern und Kristallen. Um die positiven Qualitäten der Lichtarbeiter einzubringen.
Diese türkise Quintessenz bringt ein Empfinden von Ruhe in die Gefühle.

Djwal Khul – Smaragdgrün

Dies ist der jüngste unter den Meistern, doch der eifrigste Suchende. Bringt Harmonie und Balance in die feinstofflichen Körper. Hilft, Raum und Wahrheit zu finden. Eine wundervoll klärende und reinigende Quintessenz.

Heiliger Gral und Sonnenlogos – Helloliv

„Verbindet sich mit der weiblichen Intuition. Das Helloliv schlägt eine Brücke vom Solarplexus zum Smaragd des Herzens." (Mike Booth)
Verwenden Sie diese Quintessenz, wenn Transformation angezeigt ist, ein neuer Raum und ein neuer Ort. Eine Suche nach der Wahrheit im Inneren.

DIE ARCHANGELOI-ESSENZEN

„Die ArchAngeloi sind die Hüter aller Menschen und aller Lebewesen. Sie kommen in Zeiten der Krisen, wenn es Not tut, zu schützen und zu leiten. Sie mögen Freude bringen, Glück und die bewusste Entwicklung dessen inspirieren, was ein Paradies auf Erden sein könnte, sowohl persönlich als auch global. Die Mission der ArchAngeloi könnte gesehen werden in ihrer Intention, die Entwicklung von positiver Veränderung anzuregen." (Mike Booth)

Jede ArchAngeloi-Essenz hat uns Menschen eine bestimmte Gabe zu bieten, wenn sie in die feinstofflichen Körper gesprüht wird. Mit zunehmender Bewusstheit nehmen wir in allen Bereichen unseres Lebens größere Verantwortung auf uns.

Über dem Kopfbereich versprüht, vermitteln die Archangeloi-Essenzen vielen Menschen ein Gefühl von Frieden, gesteigertem Gewahrsein, Wohlbefinden, Ganzsein und Glück.

Es gibt acht ArchAngeloi-Essenzen

Michael   Kann uns helfen, uns klarer zu werden darüber, wozu wir hier sind, und uns erlauben, unsere Herzen zu öffnen.

Gabriel   Kann helfen mit Wärme und fürsorglichen Qualitäten; die Fähigkeit, uns selbst treu zu sein.

Raphael   Ermutigt zu einem Gefühl von Frieden, Wohlbefinden und Ganzsein.

Uriel   Kann helfen, mit Klarheit und Weisheit Ängste aufzulösen.

Sandalphon   Hilft beim Entwickeln von Mitgefühl, Fürsorge, Kooperation.

Zadkiel   Weibliche Führung mit Mitgefühl, Wiedergeburt, neuer Hoffnung, Liebe.

Metatron   Kann unterstützend helfen, wenn wir nach innen sehen. Gibt das Licht auf unseren Pfad, unsere Lebensreise und unser persönliches Wachstum.

Jophiel   Kann helfen, eine größere Wahrheit, Harmonie und Hoffnung zu finden, bringt Frieden, Ruhe und Glauben für das bewusste Denken.

DIE AURA-SOMA FARBESSENZEN

„Diese Essenzen tragen die Schwingungen von Farben mit den Energien von Pflanzen und Kristallen. Vicky Wall erschuf die ursprüngliche Reihe als Begleiter und Unterstützer zu der Serie der Equilibrium-Flaschen." (Claudia Booth)

„Die Farbessenzen bilden einen Kontakt zwischen der mentalen und emotionalen feinstofflichen Energie der oberen und niederen Astralfelder und dem elektromagnetischen Feld unmittelbar um den physischen Körper, arbeiten also in dem Bereich zwischen diesen beiden, die von den Pomandern und Quintessenzen beeinflusst werden." (Mike Booth)

Die Farbessenzen eignen sich wunderbar, um nach der Chakra-Massage um Ihren Klienten versprüht zu werden; sie bringen ein Gefühl von geistiger Reinigung, Klärung, Balance und Liebe.

Es gibt fünfzehn Farbessenzen: Wählen Sie intuitiv

Weiß	kann das Licht in jede Situation bringen. In der Tiefe reinigend und klärend
Rosa	bedingungslose Liebe, Wärme und Fürsorge
Rot	hilft mit Energie, Gewahrsein und Erdung
Koralle	hilft mit Selbstwert-Themen, Kooperation, gleicht alle Chakras aus
Orange	hilft bei Schocks und Traumata, tiefe Einsicht
Gold	hilft bei Zuversicht und Auflösung von Ängsten
Gelb	gut für Depression, Ängstlichkeit, bringt Sonnenlicht ein
Olivgrün	Ausdauer, Verbundenheit, ausgleichend
Grün	Raum und Ausrichtung, Harmonie
Türkis	Kreativität, Kommunikation von Herzen
Blau	Frieden, Ruhe, Klarheit
Königsblau	tiefe innere Sicht, zentrierend, Intuition
Violett	unser Dienen verstehen, Spiritualität
Magenta	göttliche Liebe. Liebe zu den kleinen Dingen
Regenbogen	gleicht alle Chakras aus, Harmonie und Liebe

Aura-Soma Butterfly- und *Sea-Essenzen* können die Sprays ergänzen oder direkt auf Chakra-Punkten zur Anwendung gelangen.

Sea-Essenzen widmen sich besonders der Transformation von zwischenmenschlichen Beziehungen und wirken auf einer hohen Frequenz.

Butterfly-Essenzen wirken auf persönliche Angelegenheiten und vermitteln dem Bewusstsein ein tiefes Gespür für unser Potenzial und unsere Möglichkeiten.

KRISTALLE

Die Wahl eines Kristalls

Kristalle sind ein wichtiger Bestandteil des Aura-Soma Farbsystems und können eine sehr persönliche Wirkung haben. Häufig wird es der Kristall sein, der Sie „auswählt". Nehmen Sie den Kristall, von dem Sie sich angezogen fühlen und fühlen Sie seine Energie in Ihrer Hand oder bewegen Sie mit geschlossenen Augen sanft die Hände über dem Kristall. Häufig erleben Sie da ein Gefühl von Wärme oder ein Kribbeln.

Wählen Sie einen Kristall intuitiv, und Sie können nicht fehlgehen. Häufig werden Freunde Ihnen einen Stein schenken; nehmen Sie ihre Gabe freudig an, es ist eine der besten Weisen, einen Kristall zu erhalten.

Reinigen Sie einen Kristall, den Sie gekauft haben oder geschenkt erhielten, stets mit der Serapis-Bey-Quintessenz oder mit dem weißen Pomander. Nun ist er bereit zum Einsatz bei Ihrer Massagearbeit oder in Ihrer häuslichen Umgebung. Halten Sie die Steine rein und in Ihrem Zimmer ausgelegt; es ist am besten, Kristalle nicht in einer Schublade oder an einem dunklen Ort aufzubewahren.

Kristalle zum Pendeln (Kristalle an einem Kettchen)

Um mit einem Kristall zu pendeln, finden Sie zuerst einen Stein, der Sie anspricht. Bitten Sie um ein „Ja", und achten Sie darauf, ob der Kristall anspricht. Häufig wird er entweder von Seite zu Seite schwingen oder zu kreisen beginnen. Dann bitten Sie um ein „Nein".

Das ist wichtig, wenn Sie Ihren Kristall für die Massage oder für Fragen gebrauchen wollen. Sobald Sie eine „Ja"- und eine „Nein"-Reaktion haben, können Sie Ihrem Kristall jede Frage stellen.

Pendel-Kristalle sind gut über den Chakras zu gebrauchen, um festzustellen, ob alle Chakras ausgeglichen sind oder welches nicht ausgeglichen ist.

Fragen sie einfach: „Ist dieses Chakra ausgeglichen?", und halten Sie das Kristallpendel über das Chakra. Es wird Ihnen entweder mit „Ja" oder mit „Nein" antworten. Dann können Sie gegebenenfalls ein wenig länger an dem Chakra arbeiten. Sie können auch pendeln, um am Ende der Massage eine Quintessenz für Ihren Klienten zu finden. Wenn Sie Ihr Kristallpendel verwenden, um das Chakra auszugleichen, wird es stärkere Energien erhalten.

Das Reinigen von Kristallen

Reinigen Sie die Kristalle vor und nach jeder Massage/Körperarbeit. Verwenden Sie dazu die Serapis-Bey-Quintessenz oder den weißen Pomander. Geben Sie wenige Tropfen auf die Kristalle oder in die Hände und reiben Sie den Kristall mit der Quintessenz einige Minuten sanft in der Hand. Kristalle können gestärkt werden, indem man sie für kurze Zeit ins Mondlicht, in die Sonne oder auf die Erde legt. Man kann sie auch mit etwas Salzwasser reinigen.

Ein einfaches Kristall-Legemuster

Bei aller Arbeit mit Kristallen können Sie sich intuitiv leiten lassen. Es gibt viele Legevarianten. Bei der Chakra-Massage konzentrieren wir uns auf die Chakras. Alle Kristalle und Edelsteine haben große Vorzüge, wenn sie auf die Chakras gelegt werden, besonders wenn sie in Kombination mit den Aura-Soma Chakra-Flaschen wirken können.

Wenn Kristalle auf die Chakras gelegt werden, wird ein Energiefeld erzeugt. Sie können einen Kristall auf jede Hand legen, einen an die Füße und einen über den Kopf.

Große Kristalle können Sie unter den Massagetisch legen, um die Schwingungen zu erhöhen.

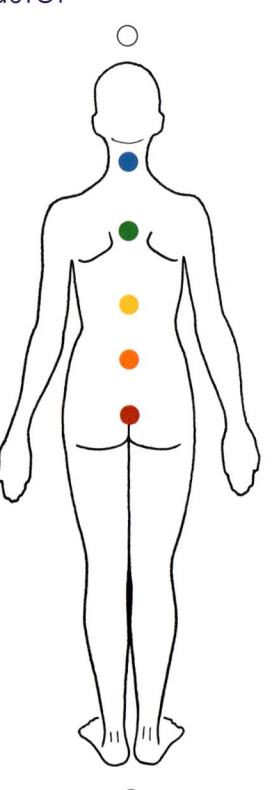
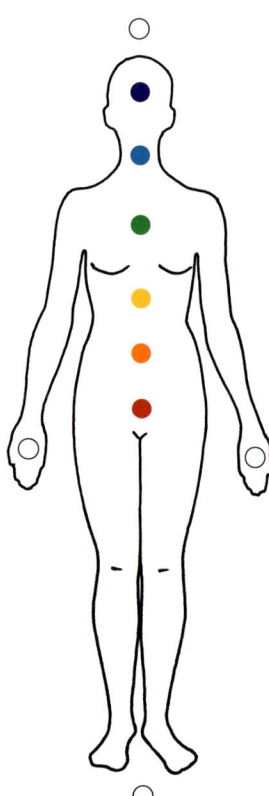

Kristalle und Edelsteine für die Chakras

Basis-Chakra

HÄMATIT (oft grün mit roten Flecken): Hilft zum Erden, Vitalität, Kraft und Mut.

RUBIN (rot bis orangerot): Mit dem Rubin assoziiert man oft Reichtum; er hilft bei allen materiellen Angelegenheiten und Erfolg. Rubin hat eine intensive, feuerähnliche Qualität, die dem Träger in Zeiten der Dunkelheit helfen kann. Er hat eine erweckende Energie und kann helfen, wenn mentale Anregung erforderlich ist.

GRANAT (häufig dunkelrot bis orange): Der Granat ist ein sehr beruhigender und schützender Stein; er kann helfen, Negativität zu bereinigen. Er verbindet sich mit dem Basis-Chakra und vermag alle Emotionen zu stabilisieren.

RAUCHQUARZ (hell- über dunkelgrau bis schwarz): Erdend und zentrierend. Kann helfen, negative Angelegenheiten loszulassen. Gut für Meditation, verhilft zu Klarheit im Denken. Erdung und Schutz

Kreuzbein-Chakra

KARNEOL (orangerot bis rotbraun): Ein aufweckender und inspirierender Stein. Kann bei Schock und Kummer helfen. Kann Negativität bereinigen und öffnet das Herz für die Liebe. Kann den physischen Körper mit Energie, Kreativität und Seligkeit unterstützen.

TIGERAUGE (rot/braun mit goldenen Adern): Ein erdender Stein, hilft bei Emotionen. Bringt Licht in alle Angelegenheiten und lässt Einsicht zu. Ein sehr ausgleichender Stein, unterstützt Ruhe und Wahrnehmung.

Solarplexus-Chakra

ZITRIN (gelb bis bernsteinfarben): Ein weiterer Stein der Fülle, hilft, Wohlstand anzuziehen und zu halten. Er energetisiert das Solarplexus-Chakra. Hilfe bei Selbstvertrauen und persönlicher Macht. Er kann die Aura klären, gedankliche Klarheit bringen. Kann dem Träger Hoffnung, Licht und Heiterkeit bringen.

CALZIT (gelb/goldgelb): Exzellente Energiequelle, um den Solarplexus-Bereich zu klären und zu aktivieren. Bringt Freude und lindert Angst. Regt das Denken an, ein hervorragender Stein fürs Studium.

GELBER / GOLD-TOPAS: Kann helfen, Information zu bewahren. Hilft, Negativität zu beseitigen und lädt Freude und Liebe ein. Hilft beim Entspannen des Solarplexus und Auflösen alter Ängste, bringt Frieden und Konzentrationsvermögen.

BERNSTEIN (gelb – goldgelb – braun): Kann helfen, den Intellekt anzuregen. Ein sonniger Stein, der positiven Energien ermöglicht, negative Energien zu ersetzen. Könnte helfen bei bedingungsloser Liebe und Glück.

Herz-Chakra

ROSENQUARZ (hell- bis dunkelrosa): Oft als Stein der Liebe bezeichnet. Hilft bei Eigenliebe und Liebe zu anderen. Exzellent für das Klären von Wut und Negativität, hilft, Situationen zu beruhigen. Bei der Arbeit am Herz-Chakra öffnet und klärt er dieses, löst Stress und Anspannung auf.

AVENTURIN (grün): Kann helfen, das Herz-Chakra zu stabilisieren, zu schützen und zu klären. Hilft, Führungsqualitäten und Unabhängigkeit zu fördern. Steigert das Wohlbefinden, Kreativität, Ruhe und Ausgeglichenheit.

MALACHIT (grün bis dunkelgrün). Hilft, das Herz-Chakra zu klären und auszugleichen. Kann Veränderung darstellen, Einsicht und Intuition zulassen, um die richtige Entscheidung zu fällen. Er verbindet sich mit Emotionen, Physischem, Mentalem und Spirituellem. Liebe, Freundschaft und Selbstverantwortung.

SMARAGD (smaragdgrün): Smaragd kann das Herz-Chakra stimulieren und aktivieren. Kann helfen, Negativität abzuwehren und Harmonie in alle Bereiche des Lebens zu bringen. Oft als Stein der Liebe bezeichnet, kann er bei Emotionen des Herzens helfen, indem er Ausgeglichenheit und Unterscheidung bringt.

JADE (hell- bis dunkelgrün): Bringt Selbstvertrauen, Selbstsicherheit. Kann bei Emotionen helfen und sie sanft auflösen. Oft als Traumstein bezeichnet, kann Jade Ihnen dabei helfen, Ihre Träume auf allen Ebenen zu erreichen. Seinem Träger bringt er Weisheit, Wissen und Freude.

Kehl-Chakra

TÜRKIS: Hilft bei Kommunikation, emotionalen Angelegenheiten und schöpferischem Ausdruck. In vielen Kulturen als schützender Stein geschätzt. Kann mit Gemütsfrieden helfen und vertieft die Meditation.

SODALITH (dunkelblau bis lavendelfarben, oft gesprenkelt): Hilft bei Vertrauen und Kommunikation. Hat eine beruhigende Wirkung auf die Kehle. Die eigene Wahrheit offen aussprechen.

AQUAMARIN (blau, türkis, grün): Hilft bei Kommunikation, Frieden, Ausgleichen von Körper und Chakras. Ein sehr ausgleichender Stein, der einem hilft, Dinge klarer zu sehen.

BLAUER ACHAT (hellblau mit weißen Bändern): Ein sehr sanfter Stein, gut für Meditation, Kommunikation, friedliche Gesinnung, Gewahrsein.

BLAUER SAPHIR (blau, purpurfarben): Ein beruhigender und heilender Stein für Kommunikation, Selbstausdruck, Vertrauen. Besitzt eine innere Schönheit, die sich im Träger widerspiegelt.

Stirn-Chakra

LAPISLAZULI (mittel- bis dunkelblau mit weißen bis goldenen, sternähnlichen Einschlüssen): Ein Stein der Einweihung, der die Welten des Geistes mit der physischen Ebene verbindet. Mysterium, Klarheit, Kommunikation wird verstärkt. Er kann helfen, die Bereiche von Kehl- und Stirn-Chakra zu klären. Auf das dritte Auge gelegt, kann er zu innerem Sehen und Einsicht verhelfen.

FLUORIT (alle Farben möglich): Auf dem dritten Auge zu verwenden. Verbindet mit Intuition, Konzentration und hat eine ausgleichende Wirkung auf das Gemüt. Kann helfen, wenn man sich aus dem Gleichgewicht fühlt. Er richtet physische, emotionale, mentale und spirituelle Wesensaspekte wieder aus. Hilft bei Kommunikation auf allen Ebenen.

AMETHYST (hell bis dunkel-lila): Unterstützt Meditation und höhere Kommunikation. Hilft zu Frieden und Ruhe. Ein Stein des Schutzes und hervorragend geeignet rund um Computer, Fernseher, Mikrowellen-Geräte. Das Tragen eines Amethysts kann die eigenen Energien wieder ausrichten. Ein machtvoller Stein, der mit spirituellem Gewahrsein verbindet.

Scheitel-Chakra

HERKIMER-DIAMANT (klar): Beruhigende und heilende Wirkung auf den Körper. Manchmal als Einstimmungs-Stein bezeichnet, verbindet er mit hellsichtigen Fähigkeiten und hilft einem, ein viel größeres Bild zu sehen. Wie ein klarer Bergkristall, vermag auch der Herkiner-Diamant Informationen zu speichern. Für Heilbehandlungen in einem späteren Stadium geeignet.

BERGKRISTALL (klar): Kann überall am Körper verwendet werden. Bergkristall eignet sich zum Klären, bringt mentale Klarheit. Bergkristall verstärkt das Energiefeld, hat eine reinigende Wirkung auf den ganzen Körper. Ebenfalls ein Stein, der als Speichermedium dienen kann.

Seit vielen Jahrhunderten werden Töne und Klänge beim Heilen verwendet. Sie sind eine universelle, unsichtbare Macht, die tiefgreifende Veränderungen auf vielen Ebenen herbeizuführen vermögen. Dies kann auf emotionaler, physischer und spiritueller Ebene geschehen.

Ton und Klang umgehen Intellekt und Verstand und stellen einen unmittelbaren Kontakt zu den Gefühlen und Leidenschaften tief in der Erinnerung und Imagination her.

Wenn wir eine Klangschale, Glocken oder Zimbeln über einem Klienten zum Klingen bringen, dringt der Klang in den Körper und erzeugt Schwingungen. Diese Schwingungen durchdringen den Körper sehr tief und gelangen in seine Zellen. Ton und Klang helfen, das Gleichgewicht für den Körper wiederherzustellen.

Durch Flüssigkeit wird Schall gut übertragen. Unser Körper besteht zu achtzig Prozent aus Wasser, was den Schwingungen hilft, ihn zu durchdringen. Auf diese Weise empfängt jede Zelle eine sanfte Massage und Balance, was geschädigten Zellen hilft, von selbst zu heilen. Ton und Klang helfen, Energie freizusetzen und zu lösen, zu klären und auszugleichen. Die Instrumente, die wir bei der Chakra-Massage am meisten benutzen, sind:

Die tibetische Klangschale

Sie wird von tibetischen Mönchen hergestellt, besteht aus sieben Metallen und ist eines der machtvollsten Instrumente für Klang und Schwingung. Die Schwingungen können dazu beitragen, eine Balance zwischen der linken und rechten Hemisphäre des Gehirns herbeizuführen.

Tibetische Klangschalen und Zimbeln werden aus einer speziellen Legierung von Metallen hergestellt, die heilende und reinigende Schallwellen erzeugen. Die verwendeten Metalle sind: Kupfer, Blei, Zink, Eisen, Quecksilber, Silber und Gold. Jede Klangschale und Zimbel weist eine andere Mischung der Metalle auf. Einige haben mehr von dem einen Metall, andere weniger.

Zimbeln

Zimbeln bestehen aus zwei kleinen Klangschalen, die durch ein Lederband miteinander verbunden sind; es gibt sie in verschiedenen Größen. Jede von ihnen hat ihren eigenen Klang, wie bei Klangschalen und Glocken. Auch Zimbeln gleichen die linke und rechte Gehirnhälfte aus. Sie können am Ende einer Massage die Energie klären, indem sie den Klienten in die Gegenwart zurückbringen. Es heißt, dass der Klang von Zimbeln dazu beitragen könne, Löcher im Ätherleib zu heilen.

Beim Arbeiten mit Ton und Klang kommt es nicht auf große Lautstärke an. Sanftes Spiel kann mehr Harmonie erzeugen. Mit Gespür kann jedes Instrument eingesetzt werden und die Behandlung unterstützen.

DIE ARBEIT MIT DEM ATEM

Durch den Atem gelangt das Prana, die Lebensenergie, in den Körper. Die Art, wie wir atmen, beeinflusst die Zellen und Organe in unserem Körper. Jede Zelle braucht ein gutes Maß an Sauerstoff, um gesund zu bleiben. Wer nur flach atmet, reduziert das Prana, die lebenserhaltende Energie. Ohne genügend Sauerstoff leidet die Gesundheit der Zellen.

Bei der Chakra-Ausgleichsmassage ist der Atem ein sehr wichtiger Teil des Loslassens in dem Chakra, an dem wir gerade arbeiten. Während unser Klient ausatmet, können die Herausforderungen und alte emotionale Angelegenheiten sanft gelöst und entlassen werden. Es ist für Ihren Klienten ermutigend, die Emotion zu registrieren, aber nicht dabei zu verweilen, sondern sie mit Atem und Farbe sanft loszulassen.

Bei jedem Einatmen nehmen wir die Gaben der jeweiligen Farbe des Chakras auf, einen Neubeginn und die Möglichkeit von Veränderung.

Mit dieser Atemtechnik können wir eine gesunde Balance und Harmonie in jedem Chakra aufrechterhalten. Wir werden immer friedlicher und harmonischer und strahlen dies auf alles und jeden in unserer Umgebung aus.

VICKIS GESCHICHTE

Die frühen Jahre

Ich wurde in London während des Krieges geboren, und in jener dunklen Zeit, die noch ein weiteres Jahr dauern sollte. Mein Vater diente seinerzeit als Feldwebel in einem Panzerregiment im Nahen Osten.

Ich war ein kränkelndes Baby und neigte zu Atemproblemen. Eine meiner frühesten Erinnerungen ist, in Vaters Armen eilends ins Londoner Kinderkrankenhaus gebracht zu werden; ich war damals etwa zwei Jahre alt. Meinen Eltern wurde gesagt, dass ich, um wieder gesund zu werden, auf dem Land leben müsse, außerhalb des Londoner Smogs. Also zogen wir in die Vorstadt Croydon um. Zum ersten Mal gab es einen Garten, in dem ich spielen konnte, und ich habe immer noch schöne Erinnerungen, wie ich meinem Vater im Garten beim Einpflanzen von Gemüsen, Kräutern und Obst half.

Ich war ein Einzelkind. Als ich etwa drei Jahre war, verlor meine Mutter leider die Zwillingsknaben, von denen sie eine Woche früher entbunden worden war. Ich kann mich erinnern, dass meine Mutter sehr traurig war und mein Vater weinte. Wenn ich zurückblicke, habe ich das Gefühl, dass es etwa um jene Zeit geschah, dass meine Mutter ihr Herz verschloss. Sie schien sich zu verändern, von einem fröhlichen Menschen zu einer Person, die ihr Lachen und Strahlen verloren hatte. Meine Mutter wandte sich dem Spiritismus zu, um einen Grund für den Verlust ihrer Söhne zu finden; mein Vater arbeitete mehr und versteckte seine Gefühle.

So wurde ich von Eltern aufgezogen, denen es schwer fiel, die Gefühle in ihrem Inneren mitzuteilen oder zum Ausdruck zu bringen. Ich lernte schon in sehr jungen Jahren, dass es besser war zu schweigen. Dessen ungeachtet, habe ich das Empfinden, dass ich eine gute Kindheit hatte. Mein Vater nahm mich oft in die Arme, und ich war ihm sehr nahe. Ich kann mich nicht erinnern, von meiner Mutter in die Arme genommen worden zu sein, obwohl sie mir schöne Kleider und Spielzeug kaufte.

Wir sind oft umgezogen, und so besuchte ich immer wieder andere Schulen, was ich sehr schwierig fand, da ich ein recht scheues Kind war.

Alice Springs kommt ins Licht

Als Teenager besuchte ich eine Mädchenschule in London. Ich kann mich erinnern, dass ich im Alter von dreizehn Jahren einen Film sah mit dem Titel „Eine Stadt wie Alice". Ich war fasziniert, als der Schauspieler der Hauptrolle über das Land rund um Alice Springs in Australien sprach.

Er schilderte die rote Erde, den strahlend blauen Himmel, die unglaublichen nächtlichen Sternenhimmel mit ihren Millionen von Sternen. Da gab es etwas, das mein Herz berührte und mich bewegte.

In der Schule mussten wir einen Aufsatz schreiben zu dem Thema: „Wenn du überallhin gehen könntest auf der Welt, wohin würdest du gehen?" Ich schrieb, dass ich liebend gerne nach Alice Springs in Australien ziehen würde. Damit hatte ich mein Schicksal irgendwie festgelegt.

Während meiner Teenagerjahre malte ich viel. Durch Farben und Malerei fühlte ich mich als eine ganze Person. Durch meine Kunst konnte ich mich ausdrücken. Ich erlangte die Zulassung zur Londoner Kunstschule, entschied mich aber für Schaufensterdekoration im Londoner Westend. Ich liebte die Mode, die Farben, die Kreativität der Schaufenstergestaltung am Dreh- und Angelpunkt Londons.

Ich lernte viele Australier kennen und unterrichtete sie über die Kunst der Schaufenstergestaltung, während ich in den Geschäften in London arbeitete. Sie erzählten mir Geschichten von Australien und lachten und scherzten viel. Jedesmal, wenn ich etwas über Australien hörte, empfand ich eine innere Erregung.

Mein Leben verändert sich

Mit neunzehn Jahren lernte ich Tom kennen und verliebte mich. Wir heirateten, sobald ich einundzwanzig geworden war. Das Leben war herrlich. Ich empfand es als Befreiung und spannend, fort von meinen Eltern und den Umständen meines häuslichen Lebens zu sein. Es war in jener Zeit, dass die Idee, nach Australien zu gehen, in mir wuchs. Tom war aufgeschlossen für den Gedanken zu reisen, und so wanderten wir 1966 nach Australien aus.

Wir landeten in Melbourne, wo einige Freunde eine Wohnung für uns gefunden hatten. Binnen kurzer Zeit hatten wir beide Arbeit. Wir reisten jedes Wochenende und bei jeder Gelegenheit zu anderen Zielen. Wir kauften uns einen Wagen und planten Urlaub in Sydney und Queensland.

Nach einem Jahr in Melbourne beschlossen wir, uns einem Freund anzuschließen, der Australien umrunden wollte. Wir packten unseren kleinen Wagen mit all unserer Habe und starteten Richtung Südaustralien.

Wir waren uns einig, dass Alice Springs großartig sein müsse. Meinen Kindheitstraum hatte ich damals schon vergessen, obwohl ich auf irgendeiner Ebene in meinem Inneren eine tiefe Verbindung fühlte – vielleicht eine ferne Erinnerung.

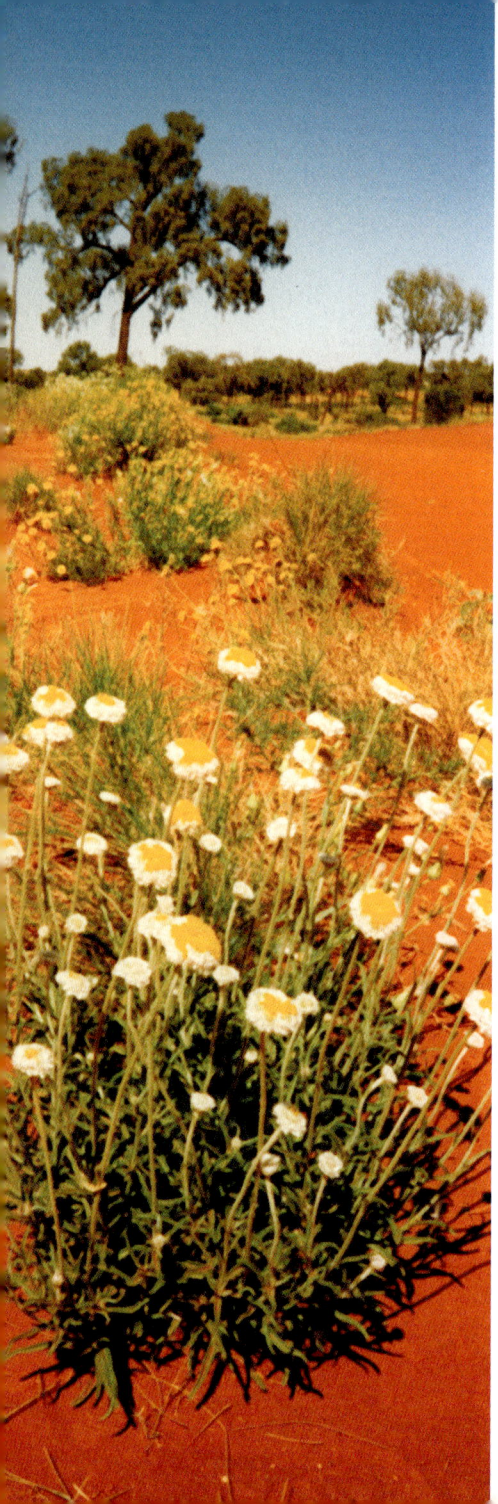

Endlich Alice Springs

Für unsere Fahrt ins Zentrum Australiens brauchten wir eine Woche. Die Straße von Port Australia war unbefestigt und in sehr schlechtem Zustand, wir mussten riesige Schlaglöcher behutsam umfahren. Nach sieben Jahren der Dürre hatte es vor kurzem heftig geregnet, und Teile der Straßen waren überflutet oder unter Wasser, doch für uns war dies alles sehr aufregend und neu. Das Land war ein leuchtender Teppich von gelben und weißen Wüstenblumen; es gab Schwärme von Vögeln, leuchtend rote Erde und blaue, wolkenlose Himmel bis zum Horizont. Ich denke nicht, dass ich jemals etwas so Schönes gesehen hatte, es war atemberaubend. Wir zelteten neben der Straße und schliefen unter den Sternen, einem Himmel wie keinem anderen, mit Millionen und Abermillionen von Sternen. Es war das erste Mal, dass ich die Energie der Sterne erlebte.

Sehr erschöpft, schmutzig und durstig kamen wir in Alice Springs an. Als wir in die Stadt fuhren, sagte ich zu Tom: „Jetzt bin ich endlich nach Hause gekommen"; ich erinnerte mich wieder an meinen Kindheitstraum. Nun würde ich meinen Traum leben. Ich wusste, dass ich in vielen Erdenleben eine Wüstenfrau gewesen war. Es fühlte sich jetzt alles richtig an, wie ein Teil von mir. Mein Freund Bob Randle, eine Respektsperson unter den Aborigines, hatte viele Male zu mir gesagt: „Du bist die Wüste, die Wüste ist ein Teil von dir..."

Ich weiß, dass dies wahr ist.

Wir fanden Arbeit in Alice und lebten sechs Monate lang in einem Zelt, bevor wir eine Wohnung bekamen. Dann entdeckte ich, dass ich mit Kim, unserer Tochter, schwanger war, doch wir hatten geplant, rund um Australien zu reisen, und so beschlossen wir, an unserem Plan festzuhalten.

Die nächsten vier Jahre bereisten wir in einem Wohnwagen alle Staaten Australiens. Als ich mit Lisa, unserem zweiten Kind, schwanger wurde, waren wir schon wieder zurück in Alice Springs (wo Toms Fertigkeiten gebraucht wurden), und so wurde unsere zweite Tochter in Alice Springs geboren.

Unsere Absicht war immer gewesen, eine Weile zu bleiben und dann weiterzuziehen, und als Lisa zwölf Monate alt war, gingen wir wieder auf Reisen, da wir dieses Leben liebten, in dem wir so viele Orte wie möglich zu sehen bekamen. Als Lisa drei Jahre alt war, kehrten wir nach Alice zurück, wieder wegen Toms Arbeit.

Während unserer Reisejahre besuchte ich Kunstkurse, wo und wann immer es möglich war. Meine Liebe zu Farben war sehr stark, und ich genoss meine künstlerische Betätigung als eine Möglichkeit, mir selbst Ausdruck zu verleihen.

Wir ließen uns auf das leichte Leben in Alice ein und fanden viele Freunde, die Kinder in dem gleichen Alter wie wir hatten. Wir bezogen ein Haus, und das Leben war gut für uns alle.

Mein Vater

Es war in jener Zeit, dass mein Vater erkrankte und zwei Herzinfarkte erlitt. Unser Hausarzt in London rief mich an und sagte: „Wenn du deinen Vater noch einmal sehen willst, dann solltest du im nächsten halben Jahr nach Hause kommen."

Wir reisten alle nach London, um meine Familie zu sehen. Mein Vater war sehr krank, und es bekümmerte mich sehr, ihn so zu sehen. Meine Mutter war immer noch sehr kühl und grollte. Mein Vater liebte unsere Töchter; viele Stunden waren sie seine große Freude. Als wir aufbrachen, um nach Australien zurückzukehren, war ich sehr traurig, da ich spürte, dass ich ihn nicht wiedersehen würde. Ich hatte meinem Vater versprochen, dass meine Mutter nach seinem Tod nach Australien kommen und bei uns wohnen könne.

Acht Monate nach der Beerdigung meines Vaters traf meine Mutter in Alice Springs ein. Sie lebte sich bei uns sehr gut ein. Tom baute ihr ein Häuschen im Garten, wo sie es sehr gemütlich hatte und die sonnigen Tage und das leichte Leben in Alice genoss. Als sie nun bei uns lebte, erkannte ich, dass ich für meine beiden Töchter eine ganz andere Mutter war. Ich liebte meine Mädchen sehr, wir waren uns sehr nahe. Ständig küsste und drückte ich sie. Meine Mutter hielt das für Torheit, ich sei viel zu emotional mit den Kindern. Sie nahm sie nur sehr selten in die Arme, und die Mädchen wiederum hielten ihre Oma für seltsam und kühl. Mit wurde klar, dass ich bei meiner Mutter einige Dinge anzusprechen hatte, und so wurde meine Mutter auf ihre eigene Weise in jeder Hinsicht meine größte Lehrerin. Ich begann, meinen Weg in Richtung Heilung der Vergangenheit zu beschreiten.

Aus den Herausforderungen kommen die Gaben

Ich hatte acht Jahre lang im Krankenhaus von Alice Springs gearbeitet, als ich ein Schilddrüsen-Problem entwickelte, das der Operation bedurfte.

Intuitiv wusste ich, dass es mit meiner Mutter zusammenhing und den Dingen, die wir nicht durchgearbeitet hatten, da es uns beiden schwerfiel, sie auszusprechen. Ich wusste, dass ich diese Themen ansprechen musste, sonst würde das Problem bleiben und wiederkehren.

Während meiner Genesung von der Operation beschloss ich, mir Massagen geben zu lassen. Ich fühlte mich recht schwach und hoffte, es werde mich stärken. Dies tat es gewiss, und nach wenigen Massagen war ich wieder ganz die Alte. Ich ahnte nicht, dass es mein Leben ändern würde.

Ich wusste, dass ich wirklich Massage lernen wollte, um anderen helfen zu können. Diese Entscheidung sollte mein Leben für immer verändern.

Massage, ein neues Leben

Ich fand einen Diplom-Massagekurs in Adelaide (Südaustralien). Ich setzte mich mit dem Ausbildungszentrum in Verbindung und fragte, ob sie einen zwölfmonatigen Kurs in Alice Springs geben könnten. Ich erhielt die Antwort, dass ich dazu acht Leute finden müsse, die sich für ein Jahr verpflichteten. Ich fand zehn Leute, und meine Massage-Ausbildung konnte beginnen.

Es war eine unglaubliche Reise der Selbstentdeckung; jede Minute der Ausbildung war mir lieb und wert. Ich wusste: Dies war genau das, was ich wirklich tun wollte. Ich hatte einen Teil von mir selbst gefunden, der mir gefehlt hatte.

Meine Massagelehrerin war auch TM-Lehrerin. Sie lehrte mich die Praxis der Transzendentalen Meditation, eine spezielle Meditationstechnik, bei der man mit Hilfe eines Mantras einen Zustand der Stille erreichte. Die Meditation gab mir eine Gelegenheit, mich selbst kennenzulernen. In den Meditationen gewann ich tiefe Erkenntnisse darüber, wozu ich hier war, und dass ich mich nicht zu fürchten brauchte, eine neue Richtung einzuschlagen.

In der Meditation bat ich auch um einen Firmennamen, und „The Health & Relaxation Centre" wurde mir eingegeben. Dinge ergaben sich.

Als ich nach zwölfmonatiger Ausbildung mein Diplom in der Tasche hatte, bat mich das Ausbildungszentrum in Südaustralien, weitere Kurse in Alice Springs selbst zu geben. Neue Türen taten sich auf.

Ich kündigte meine gut bezahlte Stellung im Krankenhaus und machte mich selbstständig. Nie hatte ich irgendwelche Zweifel, dass ich es nicht schaffen könnte. So nahm mein Leben eine Wendung auf meinen spirituellen Pfad. Ich hatte so viele Klienten, die auf eine Massage warteten, dass ich zwei Wochen im Voraus ausgebucht war; an den Wochenenden unterrichtete ich. Das Leben war sehr geschäftig und wundervoll.

Mit großer Freude stellte ich Öle und Cremes her; Aromatherapie war ein Teil meiner Ausbildung gewesen. Ich hatte einen Stand auf dem örtlichen Sonntagsmarkt, wo ich die Cremes und Öle unter meinem neuen Firmennamen verkaufte. Sie waren sehr gefragt, und bald hatte ich ein florierendes Geschäft. Viele Abende verbrachte ich damit, Öle zu mischen und Etiketten auf Flaschen und Tiegel zu kleben. Die ganze Familie half mit, und wir hatten so etwas wie eine keine Fließbandfertigung.

Meine Mutter war in eine Rentnerwohneinheit in der Nähe gezogen. Ihr leere Wohnung verwandelte ich in eine private Praxis mit lieblichen Farben, einen Wartebereich und einem kleinen Bad; es war ideal.

Der Bau unseres Hauses

Inzwischen baute Tom in einem Neubaugebiet in Alice Springs ein Haus für die Familie. Die Planungs- und Bauzeit war sehr aufregend. Vor das Haus wollten wir einen ganzen Bereich für meine Arbeit setzen. Wir planten ein Wartezimmer, einen Ölraum für meine Aromatherapie-Öle und -Cremes und daneben einen Massageraum mit WC und Bad. Tom baute das Haus eigenhändig in Stampflehmtechnik mit dicken Wänden, vielen Fenstern und einer großen Veranda um das Haus, die die heiße Sonne Zentralaustraliens abhielt. Als es fertig war, gewann er einen Preis für gutes Design und Leben in Zentralaustralien.

Mit zwei Teenager-Mädchen, meiner Mutter, meinen Klienten und meinem Unterrichten war das Leben ausgefüllt, doch ich hatte immer ein Verlangen, noch mehr zu lernen.

Von überall in Australien und Übersee lud ich professionelle Körperarbeiter und Heiler nach Alice Springs ein, um hier Gruppen zu unterrichten und Kurse zu leiten.

Für jeden, der einen Kurs veranstalten wollte, wurde ich die Mitorganisatorin in Alice, darüber hinaus besuchte ich jeden Kurs selbst.

Ich reiste auch, um selbst Kurse in Shiatsu, Kristallen, Selbstmotivation, Reflexzonenbehandlung, Meditation, Reiki, Rebirthing, Massagetechniken für Fortgeschrittene, Yoga, Heilungstechniken, Beratung, Blütenessenzen, Behandlung von Todkranken und vieles mehr zu besuchen.

Es war eine sehr geschäftige und aufregende Zeit. Ich lernte einige erstaunliche Menschen kennen, die wundervolle Arbeit leisteten. Sie inspirierten mich, das Beste zu sein und zu geben, das ich konnte.

1989 flog ich nach Amerika, um bei Louise Hay zu lernen, einer berühmten Heilerin und Lehrerin. Nach Abschluss der Ausbildung dort wurde mir angeboten, ihre Kurse unter der Überschrift „Du kannst Dein Leben heilen" in Australien zu geben. Wieder hatte sich mir eine Gelegenheit eröffnet, etwas zu unterrichten, woran ich wirklich glaubte – die Fähigkeit, Themen aus der Vergangenheit mit Liebe und Vergebung aufzuarbeiten. Ich arbeitete auch mit meiner Mutter an einigen Dingen. (Die Tränen der Schüler spiegelten auch meine eigenen Tränen und Erfahrungen.) Ich lernte, die Aspekte des Leidens auf einer tieferen Ebene zu verstehen. Die Vermittlung der Louise-Hay-Kurse brachte mir tiefe Erkenntnisse und war äußerst erfolgreich; viele Menschen besuchten die Kurse.

Meine Massage-Praxis

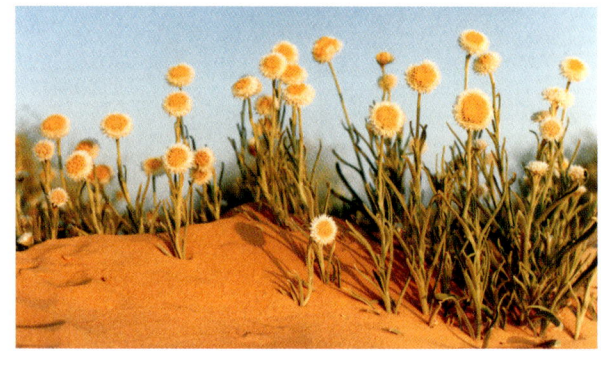

Meine Massagepraxis war gewachsen. Ich behandelte etwa sechs bis sieben Personen am Tag, sechs Tage in der Woche. Suzanne, eine Masseurin und Reiki-Lehrerin, kam auf mich zu, um bei mir zu arbeiten. Ich bewunderte Suzanne und ihre Erfahrung mit Körperarbeit. Wir ergänzten einander und hatten die gleichen Ansichten vom Leben. Wir arbeiteten bei vielen Klienten sehr gut zusammen.

Meine Praxis wuchs nun sehr rasch. Die Menschen warteten zwei Wochen, um einen Termin zu erhalten. Ich wurde gebeten, mit AIDS- und Krebspatienten zu arbeiten, Öle für sie herzustellen und ihnen eine sanfte Massage zu geben.

Ich hatte bei einer Massagetherapeutin aus Amerika gelernt, die ihre Zeit ausschließlich Todkranken und ihrer Behandlung widmete. Der AIDS-Rat in Alice Springs flog mich in verschiedene Gegenden, um Menschen die Fertigkeiten zu vermitteln, den Pflegenden die Vorzüge der heilenden Berührung verstehen zu helfen.

Ich las viel über das Sterben in Würde und entwickelte eigene Beratungsfertigkeiten, indem ich mich Menschen anschloss, die beim Krisentelefon arbeiteten und Anrufern durch extreme Probleme und Schwierigkeiten halfen.

Ich unterrichtete auch Schwestern und Ärzte im Krankenhaus von Alice Springs über Berührung und Massage. Viele Krankenschwestern und -pfleger schrieben sich für den zwölfmonatigen Diplom-Kurs ein. Ich besuchte Schulen in Alice Springs und vermittelte Schülern und Lehrern Meditation und Entspannungstechniken. Regelmäßige Massage-Gruppen für Schwangere, gefolgt von Baby-Massage und Beratung über die Arbeit mit Ölen, waren damals auch Teil meiner Tätigkeit.

Mein Leben war extrem betriebsam mit der Führung von zwei Geschäften, dem Unterrichten und der Behandlung von Klienten. Menschen von überall in Australien wandten sich an mich und fragten, ob ich in ihre Stadt kommen würde, um zu unterrichten. Ich hatte meine Kurse bereits in Form von Handbüchern niedergelegt, und so war es einfach, auf Reisen zu gehen und zu lehren. In jeden Kurs, den ich unterrichtete, baute ich persönliche Entwicklung, Meditation, Affirmationen, Lieder und Singen ein. Ich spürte, dass es wichtig war, den Menschen Hoffnung für sich selbst zu geben, um die konditionierten Muster aufzulösen, die wir als Kinder lernen, oder den Glauben, dass wir einfach nicht gut genug seien.

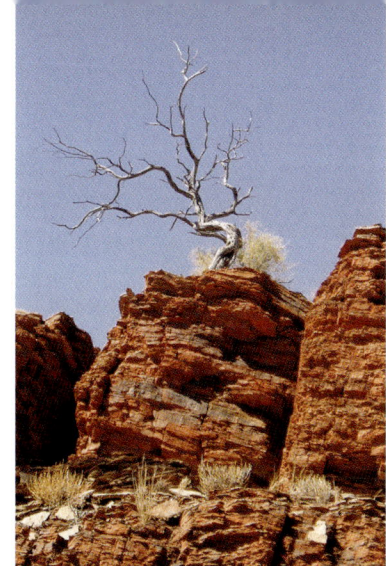

Plötzlich stand alles still

Eine Veränderung der Lebensweise

Eines Tages versuchte ich, aus dem Bett zu steigen und konnte mich nicht mehr rühren. Ich hatte große Schwierigkeiten zu sprechen, als wäre ich betrunken. Als ich aufstand, torkelte ich bei dem Versuch zu gehen.

Tom schaffte es, mich zum Wagen zu bringen und zum Arzt zu fahren. Dieser überwies mich geradewegs ins Krankenhaus. Der Befund war ein Gehirntumor oder Schlaganfall. Nach einem Tag der Untersuchungen wurde ich in ein Krankenhaus in Adelaide geflogen, der 1600 Kilometer entfernten südlichen Hauptstadt. Ich war die ganze Zeit in einer Art von Dämmerzustand, fühlte mich durchaus ruhig und unbestimmt und hatte ein Gefühl, von einer höheren Ebene aus behütet zu sein.

Alle anderen waren so besorgt und bekümmert. Tom sagte, das Telefon habe in jener Woche überhaupt nicht aufgehört zu klingeln, ständig riefen Menschen an und fragten, wie es mir gehe. Mein Krankenhauszimmer war voller Blumen; das Pflegepersonal hielt mich wohl für so etwas wie einen Filmstar!

Bevor ich Alice verließ, packte ich mit Toms Hilfe mengenweise Kristalle in meine Tasche. Sie waren wirklich meine Lebensretter, ich hatte sie neben meinem Bett. Ich meditierte drei Mal täglich und wiederholte Affirmationen zum Gesundwerden. Die Schwestern fragten oft nach den Kristallen und der Meditation. Meine Sprache besserte sich rasch, und nach drei bis vier Wochen durfte ich nach Alice zurück – aber als ruhender Patient.

Drei Monate lang blieb ich zu Hause, verbrachte viel Zeit in meinem Garten, beobachtete die Vögel und dachte über das Leben im Allgemeinen nach. Ich hatte so viel Freizeit wie seit vielen Jahren nicht mehr. Es kamen auch viele Besucher, um mir gute Besserung zu wünschen, und so mussten wir die Besuchszeiten begrenzen, da ich mich leicht erschöpfte. Damals begann ich, mehr über Energien zu verstehen und wie wir die Energien anderer Menschen übernehmen. Bis zu jener Zeit hatte ich immer ein weißes Licht um mich herum gebraucht, aber es war einfach nicht stark genug. Das war eine sehr wertvolle

Lektion für mich. Ich erkannte, wie sehr ich mich mit dem Massieren so vieler Menschen im Lauf der Zeit erschöpft hatte. Ich dachte, mich selbst zu schützen, doch es war offenbar nicht genug gewesen. Im Grunde hatte ich meine Lebensenergie verloren und war fast umgekommen. Ich glaube, meine Kristalle haben mir zurück ins Leben geholfen und mich unterstützt, auch meine positiven Affirmationen.

In jener stillen Zeit der Rekonvaleszenz hatte ich ein erstaunliches Erlebnis und durfte einen Blick in ein wundervolles Zentrum erhaschen. Es hatte viele Behandlungszimmer und einen traumhaften Garten im Innenhof. Jeden Tag wurde es stärker und intensiver.

Wo in Alice Springs könnte es diesen Ort geben?

Mit jener Vision im Sinn, begann ich zu suchen, bis ich eine sehr große Videothek fand, die aus zwei Läden bestand und geschlossen werden sollte. Tom und ich besichtigten sie. Es war sehr schmutzig, düster und dunkel, aber ich sah nur das Potenzial. Wir beschlossen, den Vertrag zu unterschreiben.

In den nächsten zwei Monaten zerlegte Tom das Anwesen, richtete vier Behandlungszimmer ein, ließ Dachfenster ein, schuf einen Wartebereich sowie einen Empfangsbereich mit einem überdachten Garten samt Teich und Springbrunnen. Die große Fläche des zweiten Ladens renovierten wir und legten Teppichboden aus, dies wurde ein Unterrichtsraum für Kurse. Der Leitgedanke für beide Bereiche war Entspannung und Ruhe. Die Wände leuchteten in einem sehr zarten Rosa, der Teppich glänzte in einem angenehmen Grau. Als es fertig war, sah es erstaunlich aus.

Eine sehr reizende Dame namens Glenys unterrichtete Reiki und gab Behandlungen. Sie fragte, ob sie kommen und von unserem Zentrum aus arbeiten könne; sie wählte ihren Raum, der in sanftem Violett gehalten war, passend für ihre Energie. Zwei andere wunderbare Massagetherapeuten kamen herein und wählten sich ihre Räume aus – einen blauen und einen zartgrünen. Ich entschied mich für das rosa Behandlungszimmer.

Meine liebe Freundin und Kollegin Suzanne, die meine Praxis am Laufen hielt, während ich mich erholte, verließ Alice. Sie hatte mich mit einer Aura-Soma Flasche bekannt gemacht, die sie selbst verwendete. Sie stellte mir auch die Pomander vor und erklärte mir, wie jede Farbe das Energiefeld zu schützen vermag. Nachdem ich selbst erlebt hatte, wie einen die Energien der Menschen krank machen können, waren die Pomander das Erste, was ich von Aura-Soma benutzte.

Als wir über Aura-Soma sprachen, entdeckten wir, dass Aura-Soma auf dem Weg nach Australien war. Suzanne schrieb an Mike und lud ihn ein, nach Alice Springs zu kommen. Wir erhielten eine freundliche Antwort von Margaret Cockbain, dass sie gerne kommen würden, uns zu besuchen, doch ihr Reiseplan umfasste leider nur die Städte Perth, Melbourne und Sydney; vielleicht könnten wir also an einen Ort dieser Route kommen. Doch wir waren so beschäftigt, dass wir unmöglich dorthin fahren konnten.

Dann griff jedoch das Schicksal ein.

Etwa zwei Wochen bevor Mike und Margaret nach Australien kommen sollten, erhielten wir einen Anruf. Sie flogen nach Perth, aber dort bestand kein Interesse an einem Vortrag oder Kurs. Margaret hatte herausgefunden, dass sie nach einer Stunde Aufenthalt direkt nach Alice Springs weiterfliegen könnten und fragte, ob wir sie gerne den ersten Aura-Soma Kurs auf australischem Boden in Alice Springs halten lassen wollten?

Die erste Einführung in die Aura-Soma Flaschen

Vicky Wall war 1991 hinübergegangen und 1992 war Mikes und Margarets erste Reise nach Australien, wo sie die Reihe der Aura-Soma Flaschen zeigten. Sie kamen direkt nach Alice Springs, um einen Vortrag und einen Wochenendkurs zu halten. Zu Mikes Vortrag an jenem Abend kamen vierundneunzig Besucher in unserem neuen Unterrichtsraum, es gab kaum noch Stehplätze. Mike war erstaunt, wie viele Menschen aufgetaucht waren, um ihn zu hören.
Wie die meisten Anwesenden, war auch ich überwältigt, als ich die Flaschen sah, diese wunderschönen Schmuckstücke. Ich konnte kaum meine Augen von ihnen wenden. Es war wie ein Erkennen, ein Gefühl, auf irgendeiner Ebene nach Hause gekommen zu sein, eine Verbindung auf einer Seelenebene, ein Erinnern aus tiefer Vergangenheit.

Australiens erstes Aura-Soma Seminar

Mikes Workshop war ein großer Erfolg. Jeder wurde von den Fläschchen angezogen, sie übten ihren Zauber auf uns alle aus. Mike erzählte uns auch einige bewegende Geschichten über Vicky Wall. Ich fühlte mich tief in meinem Herzen berührt und angesprochen: Ich hatte meine Farben wiedergefunden, in einer ganz neuen Form.
Als Mike und Margaret Alice Springs verließen, sagte Mike mit einem Augenzwinkern: „Nun, Vicki, wir sehen dich dann beim nächsten Übungskurs." – „Bestimmt", antwortete ich, ohne zu wissen, wie Aura-Soma mein Leben für immer verändern würde.
Das war erst der Anfang; Mike und Margaret kamen bei jeder weiteren Australien-Reise nach Alice Springs. Mike gab auch den ersten Lehrer-Ausbildungskurs in Alice. Er teilte meine Liebe und Faszination für die Wüste.
Ich besuchte alle Übungskurse in Australien, danach die Lehrerausbildung, die Teile 1 und 2, in England. Unser Lehrer-Kurs 3 war der erste weltweit. Er fand auf einem Kreuzfahrtschiff auf dem Nil statt. Achtzig Personen nahmen daran teil. Es war ein atemberaubendes Energie-Erlebnis vor der Kulisse des alten Ägyptens.

Der Hinübergang meiner Mutter

Etwa drei Monate vor der Ägypten-Reise ging meine Mutter in die Geistige Welt. Ich war im Krankenhaus bei ihr. Ihr Lieblingsstein war der Amethyst. Ich legte ihr fünf Amethyste auf den Körper und sprach sanft zu ihr. Ich fühlte, dass ihre Zeit sehr nahe war. Ich verwendete El Morya über ihr wie Flügel, drei Mal. Beim dritten Mal atmete sie drei Mal tief ein und ging dann sehr friedlich und mit einem Lächeln.

Um sie herum veränderte sich die Energie. Ich spürte so etwas wie Engelsflügel und ein tiefes Gefühl von Frieden und Ruhe. Es war ein sehr schönes Erlebnis. Ich war so glücklich, dass ich meiner Mutter am Ende ihres physischen Lebens mit Aura-Soma hatte helfen können.

Viele Bücher sprechen davon, mit dem Blau hereinzukommen und in das Blau hinüberzugehen, wenn wir unseren materiellen Körper verlassen. In jener Nacht sah ich in einem Traum einen leuchtend violetten Strahl, und ich wusste einfach, dass hier meine Mutter durch meinen Traumzustand ging, wie zu einem letzten Lebewohl.

Während der Lehrerausbildung Teil 3 in Ägypten erschien mir meine Mutter im Traum; sie war so glücklich und entspannt. Sie sagte: „Es geht mir gut und ich bin glücklich." Um sie herum waren viele Hüte verschiedener Farben, es waren leuchtende Farben, wie bei den Aura-Soma Ölen. Die Botschaft war klar. In jedem Leben tragen wir einen bestimmten Hut, eine bestimmte Farbe, um das Leben mit diesem Farbenstrahl zu erleben. Meine Mutter wusste, dass ich mit Farben arbeitete und ihre Botschaft verstehen würde.

Mein Aura-Soma Leben

Inzwischen unterrichte ich alle drei Stufen der Aura-Soma Ausbildung überall in Australien. Ich erhielt Einladungen nach Japan, um dort Aura-Soma Teil 1 und 2 zu vermitteln.

Ich hatte Japan schon immer sehen wollen, nun unterrichtete und besichtigte ich dort und fühlte mich sehr privilegiert, mein Wissen mit den schönen Japanerinnen zu teilen. Viele wollten Massage lernen, als sie hörten, dass ich eine Massagelehrerin war, und so fing ich an, in Japan Massage zu unterrichten.

Inzwischen machten meine Töchter zu Hause ihren eigenen Weg in die Welt, beide lebten in anderen Bundesstaaten und verfolgten ihre Karrieren. Tom hatte mit Bauaufträgen zu tun und mein Leben wurde langsam und zunehmend Aura-Soma. Schweren Herzens traf ich die Entscheidung, meine beiden Geschäfte zu verkaufen, da ich zum Unterrichten so viel unterwegs war. Ich spürte, dass ich erreicht hatte, was mein inniger Wunsch gewesen war; nun war die Zeit gekommen, zu neuen Ufern aufzubrechen. Ich verkaufte die Massagepraxis und den Kursraum an einen meiner diplomierten Schüler und seine Frau. Es war großartig zu sehen, wie die Geschäfte an jemanden gingen, der wirklich für Massage und Gesundheit lebte.

Eine private Praxis zu Hause

Ich beschloss, eine Praxis zu Hause zu beginnen. Nachdem unsere Töchter ausgezogen waren, hatten wir reichlich Platz. Unser großes Wohnzimmer verwandelte ich in einen Massageraum, es bietet einen Blick über Garten und „Spa" mit vielen Bäumen und Vögeln, eine sehr friedvolle Szene, wie jedem schon beim Ankommen auffällt. Die Aura-Soma Öle stehen in einer beleuchteten Vitrine und übertragen die Energie in den Raum. Ich habe einen wunderschönen Springbrunnen und fließendes Wasser, die zu der angenehmen Atmosphäre beitragen. Da es ein großer Raum ist, habe ich auch die Möglichkeit, Gruppen und Kurse zu Hause zu unterrichten.

Einmal im Monat haben wir einen Aura-Soma Abend mit gut zwanzig Besuchern, an dem wir gemeinsam Meditation, Farben und Klänge erleben.

Wenn ich von Vortragsreisen oder Seminaren wiederkehre, bin ich immer froh, in mein privates Heiligtum zurückzukommen, in den Frieden der weiten Wüste.

Die Chakra-Massage kommt ans Licht

Bei der Massage-Arbeit in meinem Raum probierte ich die Aura-Soma Öle aus, jedoch ohne Erfolg. Als ich in jener Nacht zu Bett ging, bat ich Vicky, mir zu zeigen, wie ich die Öle bei der Massage verwenden könnte.

Mein Traum war so klar, dass ich ganz begeistert erwachte.

Ich schrieb die Information nieder und probierte die Technik am gleichen Tag bei einer Patientin, die regelmäßig kam. Alles entfaltete und fügte sich, als ich die Massage begann – die Fläschchen, das Atmen, die Worte und der Klang. Es war einfach erstaunlich. Meine Klientin staunte über das, was sie fühlte und erlebte. Ich praktizierte diese Massage bei vielen Menschen, und jeder hatte ein sehr tiefes Erlebnis.

Als ich in Adelaide einen Aura-Soma Kurs 1 gab, berichtete ich den Teilnehmern einiges von diesen Massage-Erlebnissen. Sie waren begeistert und baten mich, ihnen einen Wochenendkurs über diese Massagetechnik zu geben. Wir setzten einen Termin fest.

Bei meinem ersten Chakra-Ausgleichsmassage-Kurs in Adelaide hatte ich achtundzwanzig Teilnehmer. Viele von ihnen waren Masseure und Behandler, die niemals etwas mit Aura-Soma zu tun gehabt hatten. Es war ein großer Erfolg.

Aus diesen kleinen Anfängen ist der Kurs zu einem dreitägigen Workshop gewachsen, der ständig nachgefragt wird und deshalb von mir verlangt, dass ich regelmäßig rund um Australien und durch die Welt reise.

Aura-Soma erkannte den Kurs als einen zertifizierten Teil der Ausbildung an.

Warum wir dort sind, wo wir sind

Ich habe oft darüber nachgedacht, wie es dazu kam, dass ich in Alice Springs in Zentralaustralien lebte. Ich glaube, es gibt für alles einen Grund. Ich musste ans andere Ende der Welt ziehen, um mich selbst zu finden und aus einem Traum Wirklichkeit zu machen.

Meine Familie und ich sind alle von der Wüste beeinflusst worden. Meine Töchter lieben die Wüste; sie wurden in dieser Energie empfangen und geboren. Ich habe zwei Enkel, die in der Wüste geboren wurden, und sie wird zeitlebens ein Teil von ihnen sein. Dieses schenkt den Menschen erstaunliche Energie; es ist uralt und majestätisch.

Wenn ich auf das Erreichte zurückblicke, kann ich nur staunen. Ich glaubte auch an die unglaubliche Energie von Alice Springs. Ich habe im Lauf der Jahre festgestellt, dass Menschen in mein Zentrum kommen, um persönliche Dinge durchzuarbeiten. Die Wüste hat starke heilende Kräfte. Es ist die Weite, die Stille, das Gefühl, hier dem Ursprung sehr nahe zu sein.

Es ist das Klären dessen, was Sie bewegt, der Drang, wirklich nach innen zu blicken – um Ihren inneren Stern zu finden, Ihre innere Schönheit.

Mein guter Freund Bob (ein Stammesältester der Aborigines), Christine Morrison und ich nehmen Menschen für sechs Tage mit in die Wüste, um ihnen zu helfen, ihre Seele zu finden. Es ist wie ein „Urlaub" von ihrer geschäftigen Welt, nach dem sie die Natur in all ihrer Schönheit mit neuen Augen sehen können.

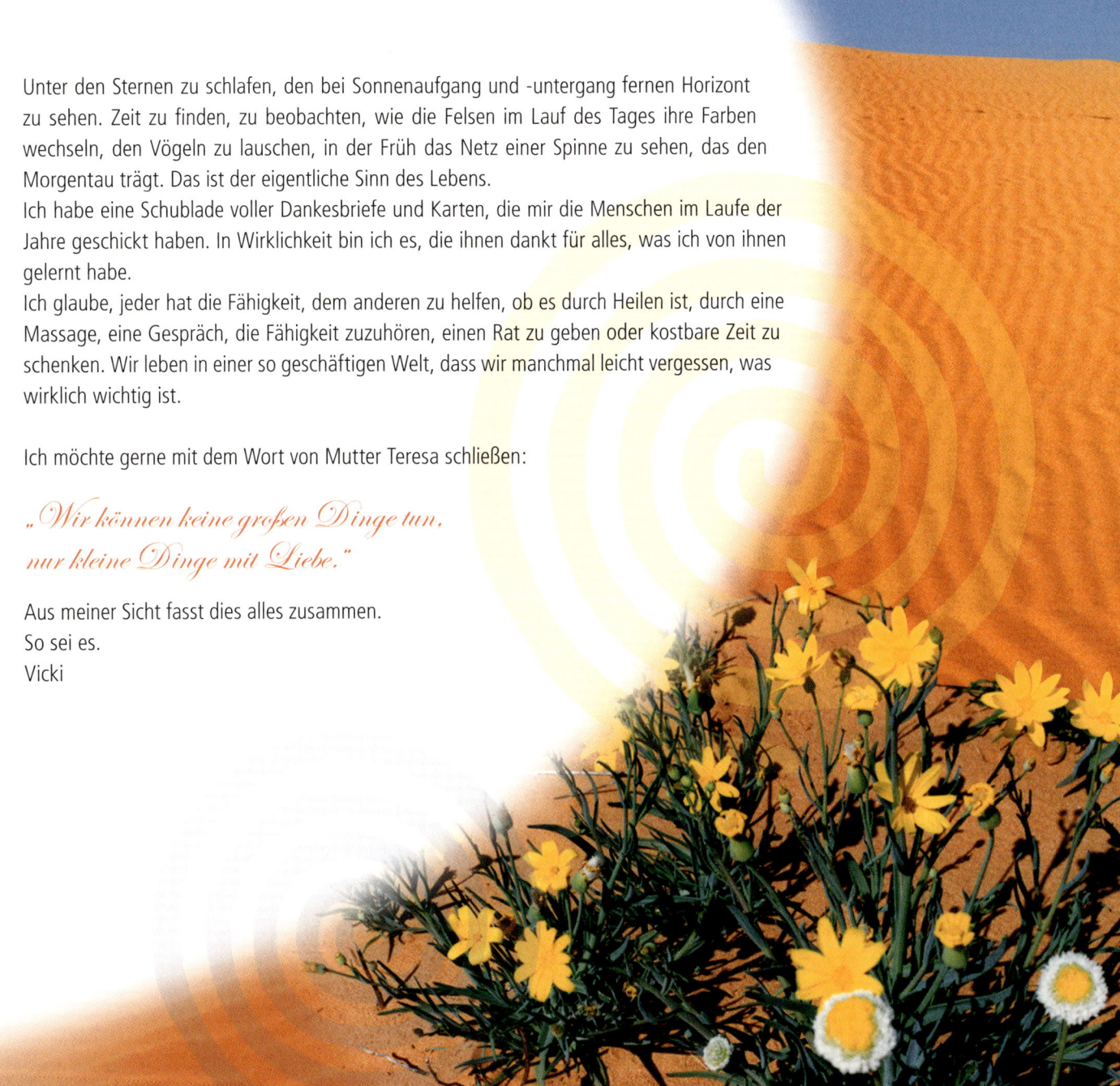

Unter den Sternen zu schlafen, den bei Sonnenaufgang und -untergang fernen Horizont zu sehen. Zeit zu finden, zu beobachten, wie die Felsen im Lauf des Tages ihre Farben wechseln, den Vögeln zu lauschen, in der Früh das Netz einer Spinne zu sehen, das den Morgentau trägt. Das ist der eigentliche Sinn des Lebens.

Ich habe eine Schublade voller Dankesbriefe und Karten, die mir die Menschen im Laufe der Jahre geschickt haben. In Wirklichkeit bin ich es, die ihnen dankt für alles, was ich von ihnen gelernt habe.

Ich glaube, jeder hat die Fähigkeit, dem anderen zu helfen, ob es durch Heilen ist, durch eine Massage, eine Gespräch, die Fähigkeit zuzuhören, einen Rat zu geben oder kostbare Zeit zu schenken. Wir leben in einer so geschäftigen Welt, dass wir manchmal leicht vergessen, was wirklich wichtig ist.

Ich möchte gerne mit dem Wort von Mutter Teresa schließen:

„Wir können keine großen Dinge tun,
nur kleine Dinge mit Liebe."

Aus meiner Sicht fasst dies alles zusammen.
So sei es.
Vicki

„Ich bin Zahnärztin, Künstlerin und Aura-Soma Beraterin 3. Grades und habe im Laufe der Jahre viele Arten von Massagen kennengelernt, erhalten und benötigt, doch Vickis Engel-Chakra-Massage empfand ich als die tiefgreifendste. Wenn ich darüber nachdenke, liegt dies daran, dass diese Chakra-Massage nicht nur den physischen Körper mit Öl behandelt, sondern sie behandelt auch alle Ebenen des Spirituellen. Die Aura-Soma Öle wirken, um die elektromagnetischen, ätherischen und astralen Felder zu heilen, mit Hilfe von Farben-, Pflanzen- und Kristall-Energien. Ein unvergessliches Erlebnis mit all jenen wunderschönen Engeln – danke dir, Vicki!"

Dr. Deborah Miller, BDS, BVA, Südaustralien

„Die liebevolle Anwesenheit der Farben-Engel macht sowohl das Geben als auch das Empfangen von Vickis Chakra-Massage zu einer heiligen und zutiefst aufbauenden Erfahrung."

Wendy Morris, Aura-Soma Lehrerin, Südaustralien

„Als Aura-Soma Beraterin 3. Grades empfand ich diesen Kurs als eine überaus wirkungsvolle Modalität. Die Massage ist sehr sanft, aufbauend und durchdringend auf allen Chakra-Ebenen. Während des ganzen Prozesses mit den Energien der Engel zu arbeiten, ist zweifellos „göttlich"! In der Erholungsphase nach einer Operation eine Engel-Chakra-Massage zu erhalten, ist wahrlich zauberhaft gewesen und, wie ich glaube, einer sehr raschen Genesung dienlich. Fabelhaft! Danke Vicki!"

Carol Argent, Schmuckdesignerin, Südaustralien

„Die Chakra-Massage zu lernen, war eine meiner tiefsten Erfahrungen in Bezug auf das Heilen und In-Kontakt-Kommen mit meiner Seele. Es ist faszinierend, die aufbauende Wirkung der Equilibrium-Flaschen und der wundervollen Massage-Technik zu erleben. Die Arbeit mit dem Atem hilft, innere Blockaden zu lösen und all den Stress und Schmerz aus Vergangenheit und Gegenwart loszulassen. Diese Massage zu geben, aber auch zu erhalten, ist ein sehr berührendes, bereicherndes und nachhaltiges Erlebnis."

Gabriele Bruns, Reiki-Meisterin/Heilerin, Deutschland

„Vicki Engehams Chakra-Massage-Kurs zu erleben, war ein tiefgreifendes Erlebnis. Die Energie und Heilung, welche die Chakra-Massage birgt, ist erstaunlich. Diese Technik gab mir einen neuen und wohltuenden Weg, meine Massage-Praxis zu erweitern und meinen Klienten mehr anzubieten als nur ein körperliches Erlebnis."

Lisa Welsh, Brisbane, Australien

„Vickis Kurs wirkt wie ein Wunder. Es gab viel zu lachen und manchmal überwältigende Tränen der Freude. Alle Teilnehmer entspannten sich rasch, da sie so viel Liebe und Energie und Aufmerksamkeit erhielten. So wird eine Atmosphäre geschaffen, in der auf eine sehr sanfte Weise alles Notwendige von selbst geschehen kann ... Bestimmt arbeitet sie mit Engeln!"

Ajita, Aura-Soma Beraterin, Dolmetscherin, Japan

„Ich habe seit 1998 Chakra-Massage-Kurse für Vicki Engeham organisiert, und über zweihundert Teilnehmer haben ihre Kurse in Japan besucht. Der Inhalt dieses Kurses basiert auf Vickis langjähriger, intensiver Erfahrung mit dem Aura-Soma Farbsystem und ihrer Körperarbeit. Ihre Schüler sind hoch zufrieden mit ihrem Kurs, weil er nicht nur praktisch, sondern auch effektiv ist. Nach Vickis Kurs haben die Teilnehmer die Massage im Kreis ihrer Angehörigen und Freunde weitergegeben, und manche von ihnen eröffneten ihre eigene Massagepraxis und haben sich sehr gut entwickelt. Zudem eröffnete ich eine Massagepraxis in dem großen Spa im Zentrum von Tokyo. Dort arbeiten etwa zehn Praktiker, die am Chakra-Massage-Kurs teilgenommen haben. So waren wir in der Lage, die Chakra-Massage noch vielen weiteren Menschen zu präsentieren.

In Japan haben so viele Menschen Aura-Soma Beratungen in Anspruch genommen, dass die meisten Damen in den Zwanzigern und Dreißigern das Aura-Soma Farbsystem kannten. Es gibt viele, die die Equilibrium-Flaschen bis dato noch nicht verwendet haben, deshalb wissen sie leider nicht, wie effektiv sie sind.

Nun hat es die Chakra-Massage mehr Menschen ermöglicht, die Effektivität der Equilibrium-Flaschen direkt zu erleben – nicht nur den Klienten, sondern auch den Praktikern. Ich hoffe, dass durch die Veröffentlichung von Vickis Buch mehr und mehr Menschen diese wundervolle Technik kennenlernen und das Aura-Soma Farbsystem über dessen besonderen Zugang zu dieser wundervollen Körperarbeit verbreitet werden."

Sachiko Noda, Direktorin, Image Making Academy,
Aura-Soma Lehrerin, Tokyo, Japan

„Ich hatte das Glück, Teilnehmerin in einer kleinen Gruppe zu sein, die den inspirierenden Engel-Massage-Kurs, wie er damals genannt wurde, in seiner Frühzeit erlebten, als einen Zwei-Tage-Workshop in Broome, im Jahr 1998. Das war unser erster Einblick in die magische Reise, die das Aura-Soma Farbsystem bietet.

Es war ein Segen, dass wir Vicki als unsere erste Lehrerin hatten, mit ihrem Schatz an Wissen über Farben und Massage-Fertigkeiten, mit ihrer Wärme, ihrem Humor und ihrer Sanftheit.

Dieses Buch bezeugt die Reife der Weisheit, die durch Vicki für uns alle hervorgebracht wurde, um jetzt weitergegeben zu werden."

Paula Milner, Lehrerin, Dunsborough

„Die Chakra-Ausgleichs-Massage, die ich in Alice Springs von Vicki erhielt, weckte in mir den Wunsch, diese wundervolle Behandlungsmethode selbst zu lernen und anzubieten. Wir arrangierten einen Kurs in Dortmund, und Vicki flog nach Deutschland, um eine Gruppe von fünfundzwanzig Teilnehmern zu unterrichten. Es war brillant, wie Vicki uns die Zusammenhänge zwischen den Farben und der feinstofflichen Anatomie des Menschen und das Wissen um die Chakras und über die Engel der sieben Strahlen vermittelte. Auf sanfte, motivierende Weise führte sie uns durch die Massage, die zu geben und zu erhalten ein großartige Erlebnis war. Ein Jahr später wiederholte ich den Kurs in Alice Springs. Seitdem praktiziere ich die Massage bei meinen Klienten, die sie auf allen Ebenen als sehr aufbauend empfinden."

Marianne Bauer, Kinesiologie- und Waldorf-Lehrerin,
Aura-Soma Beraterin, Deutschland

DANKSAGUNGEN

Meinem Lehrer Mike Booth, der mich ermutigte, mein Wissen mit Ihnen zu teilen.
Roz Clissett und Sonia Duke für Ihre Tippfertigkeit und Geduld.
Marie Klements für die inspirierten Kunstwerke zu Engeln und Chakras.
Pauline Clack für die Illustrationen zur Massage, für Grafik, Design, Layout und Geduld.
Ardys Zoellner, Heather Romeo und Amma Bigg für Ideen und Unterstützung.
Christine Morrison, für ihren großzügigen Beitrag für die „Abteilung Ton & Klang".
All meinen wundervollen Freunden und Schülern weltweit, die mich mit ihrer Schönheit und ihrem Mut inspirieren.
Meiner Familie: Meinem Mann Tom und meinen beiden Töchtern Kim und Lisa für ihre Geduld und bedingungslose Liebe, die mein Leben erhellen, und die Freude, die meine Enkel mir bringen.
Marg und Harry Simon für ihre Ermutigung,
und der ganzen australischen Aura-Soma Farbsystem-Familie – DANKE!

Literaturempfehlungen

Mike Booth, Das Aura-Soma Handbuch, Grafing 2007

Mike Booth / Carol McKnight, The Aura-Soma Source Book

Mike Booth, ArchAngeloi. Die Erzengel von Aura-Soma, Grafing 2005

Irene Dalichow / Mike Booth: Aura-Soma. Heilung durch Farbe,
        Pflanzen- und Edelsteinenergie, München 2001

Claudia Booth, Aura-Soma Colour Essences

Vicky Wall, Das Wunder der Farbheilung, Freiburg 2006

Lori Reid, Colour Book

Barbara Anne Brennan, Licht-Heilung, München 1994

Louise Hay, Gesundheit für Körper und Seele

Helen Graham, Healing with Colour

Jacob Lieberman, The Light Medicine of the Future

Liz Simpson, The Book of Chakra Healing

Kontaktadressen

Vicki Engehams Chakra-Massage-Kurse werden weltweit angeboten.
Lehrerausbildungs-Kurse können auf Anfrage durchgeführt werden.

Vicki Engeham

PO Box 1084
Alice Springs NT 0871
Australia
Tel./Fax: +61 8 89527475
E-Mail: colourtherapy@hotmail.com
www.colourtherapy.com.au

Products and Courses UK

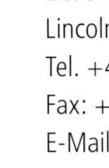

A.S.I.C.T.
Dev Aura
Little London, Tetford,
Lincolnshire LN96QL UK
Tel. +44 01507 533581
Fax: +44 01507 533412
E-Mail: info@aura-soma.co.uk
www.aura-soma.net

Anmerkung der Verfasserin:
Dieses Buch ist als Begleitmaterial für die Vicki-Engeham-Chakra-Massage-Ausbildung gedacht. Es ist kein Ersatz für die Teilnahme an den Ausbildungseinheiten.
Schüler, die erfolgreich den Chakra-Massage-Kurs abschließen, erhalten ein anerkanntes Zertifikat.
Die Beobachtungen und Meinungen in diesem Buch sind diejenigen von Vicki Engeham (wenn nicht anders angegeben).

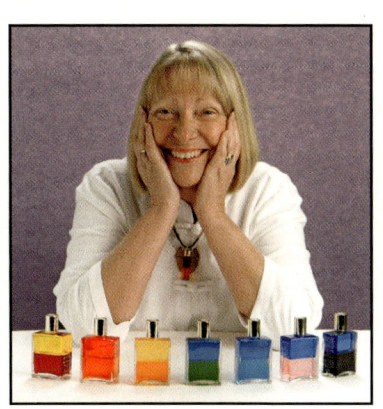

Anita Bind-Klinger

Die Aura-Soma
Meisteressenzen

Pbk., 190 Seiten
ISBN 978-3-89427-076-6

Die ausführliche Beschreibung der Anwendungsmöglichkeiten aller Aura-Soma Quintessenzen und Pomander.

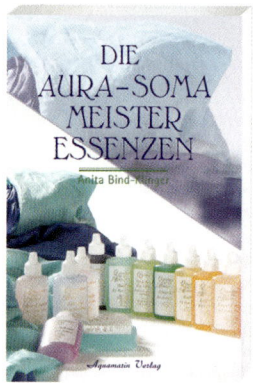

Vicky Wall/Mike Booth

Aura-Soma und die Meister der Weisheit

Pbk., 90 Seiten
ISBN 978-3-89427-343-9

Die „Meisterserie" bildet vielleicht das Herzstück des Aura-Soma Systems. In diesem Buch sind erstmals die vollständigen Texte veröffentlicht, die Vicky Wall und Mike Booth zu den Meistern verfasst haben. Ein wunderbarer Schlüssel zum Kern von Aura-Soma und ein wertvoller Baustein, um die Aufgaben der Meister und ihre individuellen Charakteristika zu erkennen und zu verstehen.

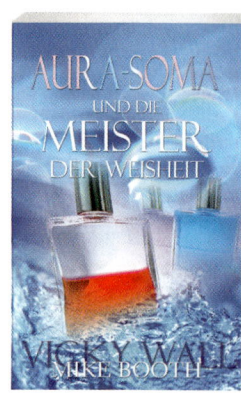

Mike Booth

Archangeloi – Die Erzengel von Aura-Soma
Das Handbuch zur Archangeloi-Serie

Pbk., 96 Seiten und 8 Seiten mit vier-farbigen Abbildungen
ISBN 978-3-89427-306-4

Die einzigartigen Sprays der „Archangeloi-Serie" werden in dieser Ausgabe ausführlich beschrieben. Die Sprays und Equilibrium-Flaschen berühren durch ihren wundervollen Duft und die sanfte Wirkung auf die Seele das Innerste des Menschen und öffnen ihn so unmerklich für die lichten Schwingungen aus dem Engelreich.

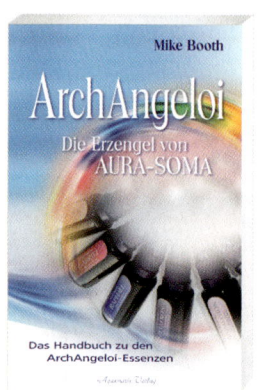

Mike Booth

Das Aura-Soma
Handbuch

Geb., 168 Seiten, durchgehend vierfarbig
ISBN 978-3-89427-151-0

Das Handbuch für jeden, der sich mit Aura-Soma beschäftigt. Die Beschreibung und farbigen Abbildungen aller Equilibrium-Flaschen, Pomander, Quintessenzen und Watersticks. Das Standardwerk. Der unverzichtbare Klassiker von Mike Booth, dem Leiter von Aura-Soma!

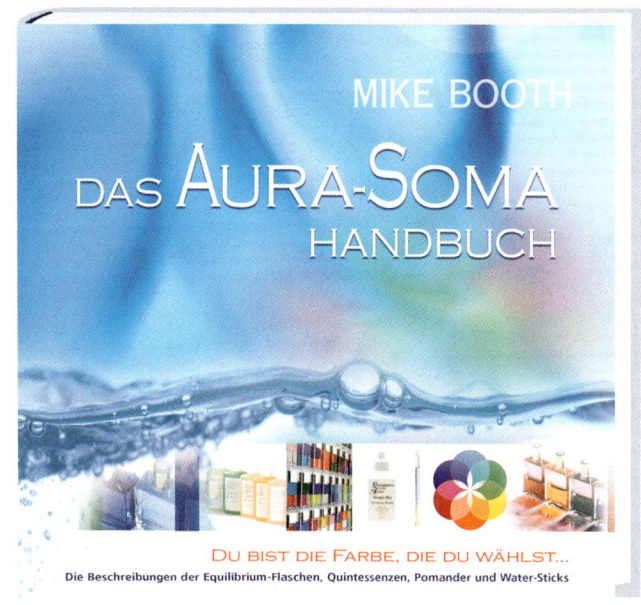

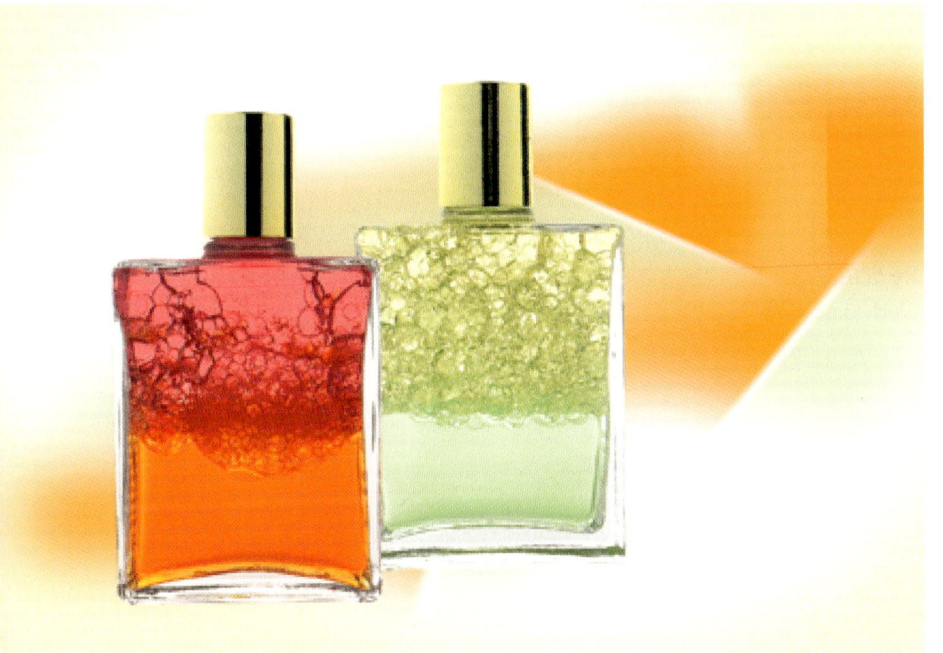